AF290663

Bruce Davis

Blumen für dich …

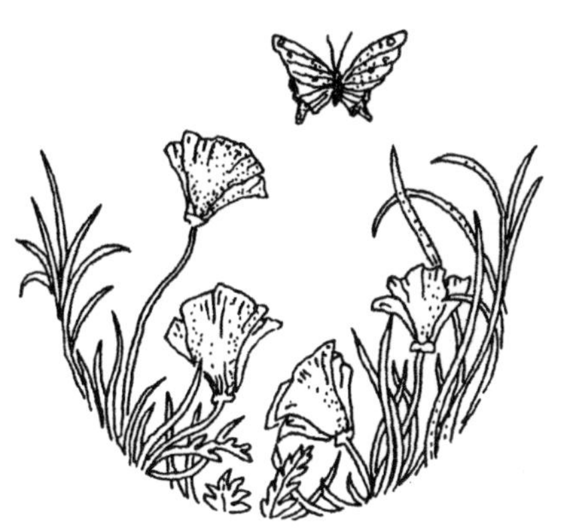

Bruce Davis

Blumen für dich ...

Geschenke des Augenblicks

Aus dem Amerikanischen
von Anna-Christine Raßmann

Titel der Originalausgabe:
My Little Flowers
© by Bruce Davis 1988

© der deutschen Ausgabe
by Bruce Davis

Umschlaggestaltung: Kathleen Vande Kieft

Illustrationen: Michael Stillwater

Herstellung: Libri Books on Demand

Printed in Germany
ISBN 3-89811-464-3

Vorwort

Nach vielen Jahren des Tagebuchschreibens begannen die Worte, die aus meinem Innern kamen, mit dem Herzen Schritt zu halten, das ich auf meinem spirituellen Weg fühlte. Diese täglichen Worte sind die Stimme, die ich während der vielen Augenblicke, Tage und Monate von 1986 bis 1987 in mir hörte. Jeder Abschnitt steht in Anführungszeichen, weil ich das Gefühl habe, daß die Botschaften nicht von mir stammen, sondern aus dem universellen Herzen kommen, das zu uns allen spricht — vielleicht mit verschiedenen Worten, aber immer derselben Einladung, das große Geheimnis der Liebe zu erfahren. Ich lade dich ein, mit mir zusammen zu lauschen. Wenn diese Worte dir helfen können, deine eigenen Tiefen klarer zu hören, dann weiß ich, daß die kleinen Blumen wachsen und wir immer bereitwilliger werden, den Ruf der Liebe zu hören.

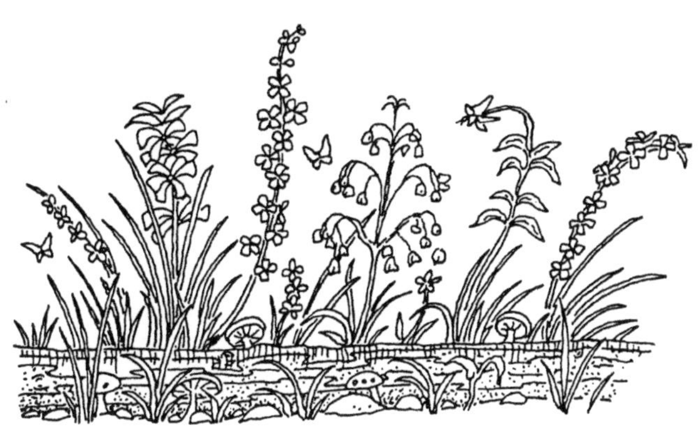

„Diese Tür ist mein. Alle Türen, alle Räume in deinem Leben gehören mir. Aus Liebe teile ich sie mit dir. Und wenn diese Tür mir gehört, meinst du, das, was auf der anderen Seite ist, könnte dir wirklich wehtun? Du weißt, ich habe nur Liebe für dich. Solche Liebe. Deine Ängste sind die demütigen Schritte zu meiner Pforte. Begrüße sie, und laß sie dann zurück.

Komm näher, noch näher. Was ist Entfernung in der Liebe? Am Ende bin ich das Ergebnis all deiner Mühen, jeder Freude, jeder Träne. Und ich bin jetzt genauso erreichbar wie damals, wie ich es am Anfang war. Jeden Tag ist die einzige Frage nur die, wie nahe wir uns sind, bis deine Augen meine Augen sind, deine Gedanken nur noch meine Gedanken. Welch ein Geschenk, daß du mich in diesem Augenblick für dich sehen und denken läßt. Das ist Liebe.“

„Ich liebe deine kleinen Befürchtungen von einem Anlaß zum nächsten. Es scheint kein Tag zu vergehen, an dem dich nicht Sorgen überschwemmen. Wie oft hast du mir gesagt, du bist am Ertrinken? Jeden Tag bin ich dieselbe grenzenlose Liebe. Jeden Tag genieße ich deine Sorgen. Sie sind wie die Ermahnungen an ein Kind, nahe bei den Eltern zu bleiben. So läufst du nie zu weit weg. Und wenn du nahe bist, läßt du dich von mir nehmen und wieder ganz und gar bezaubern. Welche Freude! Laß diese gemeinsamen Gänge nie zu einer Gewohnheit für dich werden, sondern immer unsere heimliche Zeit miteinander sein. Du schwingst dich in die Höhen, und ich werde die Unendlichkeit erklären.“

„Du kommst leicht und froh zu mir. Du weißt, ich warte auf jede unserer Begegnungen. Mein einziges Bedauern ist, daß du, wenn du daran denkst, in dein normales Leben zurückzukehren, meinst, du gingest ohne mich. Warum? Warum willst du zu mir kommen und mich beim nächsten Atemzug verlassen? Habe ich dich nicht immer mit all deinen Zerstreuungen, mit deinen egoistischen Interessen geteilt? Jetzt haben wir die Gelegenheit, uns wirklich zu vereinen und zu versöhnen — warum willst du da warten? Wir kommen uns so nahe. Und wir sind uns noch so fern. Werde nicht müde. Werde meiner unaufhörlichen Liebe niemals müde. Ich werde mich in dich ausgießen, wenn du mir nur deine aufhorchenden Gedanken schenkst. Es sind nur diese wenigen schweren Augenblicke, die unserem Einssein in immerwährender Freude im Wege stehen."

28. Oktober

„Was gewöhnlich Sorgen für dich waren, sind dir jetzt Quellen des Trostes. Du hast oft genug erlebt, wie Sorgen sich in kostbare Juwelen verwandelten.

Du weißt, daß die täglichen Aktivitäten, die gewöhnlich deine Aufmerksamkeit in Anspruch nehmen, nur das sind, was am leichtesten sichtbar ist. Jetzt mußt du dein Herz für das Unsichtbare offenhalten, das immer gegenwärtiger wird.

Und die Belohnungen, auf die du so großen Wert legtest, dienen jetzt einfach dazu, mir näher zu kommen. Ohne mich gibt es keine wirklichen Siege oder Niederlagen. Und mit mir, mit unserer Liebe, ist alles ein Sieg, der darauf wartet, erkannt zu werden."

29. Oktober

„Langsam, einfach, gehst du den goldenen Weg hinunter, der in deine Tiefen führt, mit mir an deiner Seite. Die Dunkelheit ist nur die stille Nacht, in der ich dich umfangen halten möchte. Das Unbekannte sind nur die Momente, wo du und ich ohne irgendein Bedürfnis nach Ergebnissen beieinanderliegen."

30. Oktober

„Laß dich nie davon entmutigen, wie niedergeschlagen du dich fühlen kannst. Denk nur daran, mich hier bei dir zu spüren. Wenn die Erde dich näher an sich zieht, vergiß nicht, es ist meine Einladung, meine Arme sind es, die dich ziehen. Wie immer besteht das einzige Unbehagen in deiner Angst, mir so nahe zu sein, ohne auf deine üblichen Stützen zurückgreifen zu können. Ich werde alles für dich."

8

„In deiner Suche nach der großen Liebe bemerkst du gar nicht,
daß ich dich begleite auf deinem Weg und ständig für dich da bin.
Über deinen großen Plänen übersiehst du meine kleinen Pläne
für uns. Über deinen großen Hoffnungen siehst du nicht die
kleinen Hoffnungen, die ich dauernd bringe. Empfange meine
kleinen Blumen, und du wirst niemals die großen Sträuße brauchen. Pflücke einfach jeden Tag meine kleinen Blumen, dich so
der größten Liebe öffnend."

1. November

„Mach mir einen
kleinen Altar —
eine Blüte und ein
paar abgefallene
Blätter. Lade mein
einfaches Herz ein
und fühle, wie lieb
ich dir sein kann.
Vergiß nicht, mir
alle deine kleinen
Verzweiflungen und
deine heimlichen
Freuden zu erzäh-
len."

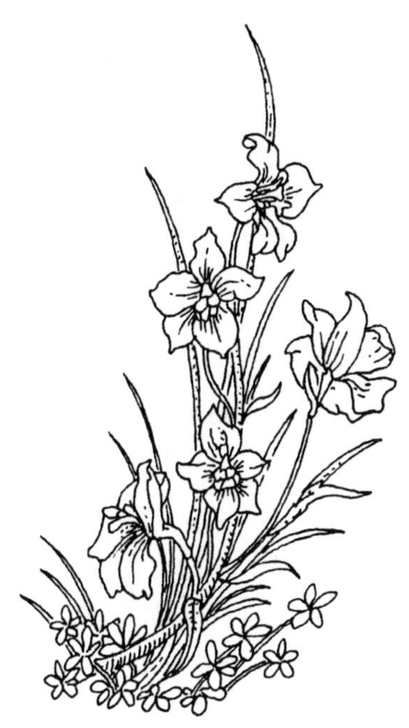

2. November

„Der Gesang der Vögel, die Bewegung der Luft — alles ist meine
Liebe. Gib dich mir hin. Fühle mich deinem tiefinnersten
Tempel ganz nahe. Laß mich deine Haut sein. Die fallenden
Blätter, die sich wandelnde Erde, alles bin ich. Gib dich hin, laß
mich dein Anfang sein und dein Ende."

„Wenn ich sage, ich will alles von dir, dann heißt das, daß ich auch deine Einsamkeit will. Die Trennungen sind so kurz für mich und so ewig für dich. Gib mir diese Momente, wo du so ziemlich alles tun würdest, um dem Gefühl zu entkommen. Wie kannst du in solchen Zeiten mich, deine Liebe, verlassen, mich einfach auf einer anderen Ebene lassen, allein und fern von dir? Hier bin ich, bereit , alles mit dir zu teilen — meinen Körper, mein Blut —, ich wünsche mir nur, dich zu bekleiden, und bin vergessen oder irgendwo verloren, weniger als ein kleiner Gedanke. Was glaubst du, wo ich hingehe? Denk daran, ich bin hier, mit zwei Händen und einem Herzen! Wie kann ich dir nur begreiflich machen, daß jedes Mal, wenn du deine Not alleine trägst, unsere Trennung nur noch größer wird? Wenn du mir diese kurzen Momente schenkst, stärkst du mich weit mehr, als du dir vorstellen kannst. Ich sammle diese Zeiten, wie Scherben für ein neues Gefäß, das die Seele der Welt faßt."

4. November

„Du hast heute mein Wort. Es ist wie ein Kranz von Rosen um deine Füße. Du sollst keinen Schritt ohne mich tun. Bin ich zu kühn, dich so zu umfangen? Hast du mich nicht gebeten, dich nie mehr allein zu lassen? Gib acht, worum du bittest. Diese Kette von Rosen kann nicht zerrissen werden. Ist die Liebe nicht wunderbar!"

5. November

„Natürlich möchte ich, daß du stark und glücklich bist. Aber wohin kann ich meine Stärke geben, als in deine Leere? Wo kann ich meine Liebe lagern, als in deinen offenen Tiefen? Gib dich nicht mit dem Wenigen, was du hast, zufrieden. Halte an nichts fest, außer an mir. Benutze diese Zeit dazu, deinen Glauben zu entwickeln, der dich mit allen meinen Reichtümern versorgt."

6. November

„Wenn ich wahr bin, weißt du, wie ehrlich du sein mußt, um mich zu begreifen? Erst wenn du durch all deine Angst hindurch sprichst, kannst du mich wirklich kennen. So, wie es jetzt ist, kann nur ein Schatten meiner Liebe bei dir sein. Und selbst dieses Licht ist noch zu hell, als daß deine Augen es sehen könnten."

„Wenn ich ganz und gar hier bin, gibt es natürlich keine Worte mehr. Die Liebe ist viel zu stark, als daß sie sich so begrenzen ließe. Diese wenigen Worte, die deinem kleinen Herzen gegeben werden, sind nur schwache Ankündigungen dessen, wie ich in Zukunft hier sein werde."

„Wenn ich jetzt gegenwärtiger wäre, könntest du soviel Liebe nicht ertragen. Es wird jedoch nicht mehr lange dauern, bis du einen Blick von mir erhaschst. Was ist dann Zeit, wenn du weißt, daß wir eines Tages ganz vereint sein werden? Bereite dich auf meine Gegenwart vor, indem du dir alle meine Züge ausmalst, dir vorstellst, wie schön ich bin. Spüre meine Liebe jetzt, indem du dir auszumalen versuchst, woher diese Liebe kommt."

„Um von deinem physischen Zustand zur Essenz der Liebe zu gelangen, muß dein Leben wie eine Flüssigkeit werden. Der Weg der Seele gleicht dem Wasser, das keinen Widerstand leistet, sondern alles empfängt, sich über und um jedes Hindernis ergießt, bis es am Grunde zur Ruhe kommt. Dann verdunstet es langsam zu einer noch reineren Form — Luft, bevor es sich wieder als Regen sammelt.

Auf ähnliche Weise folgt die Seele deinem Lauf, bis du siehst, daß es schon immer der Lauf deiner Seele war. Das Leben gibt sich hin und fällt, reicht hinauf und hinaus, bis es sich ganz des schon gegangenen Weges erinnert; Liebe wird sich ihrer selbst bewußt."

„Die ganze physische Reise geht so lange weiter, bis es Zeit und Raum nicht mehr gibt. Die Seele hat alles als Teil ihrer selbst erfahren und angenommen. Mit jedem großen Akt des Umfassens all dessen, was du für etwas anderes hältst als dich, verkürzt sich die Reise."

„Der Herbst ist da. Die Blätter färben sich. Siehst du nicht, wie bereitwillig die Bäume sich für den Winter entkleiden? Solche Hingabe! Solche Demut! Ich gebe dir die ganze Natur, um dich zu lehren, die Zeiten anzunehmen, wie sie kommen. Wirst du im sanften Licht des Herbstes zu mir kommen, daß wir uns gemeinsam entkleiden?

Laß alles in deinem Leben zur Erde fallen, damit ich jetzt beginnen kann, Samen für deine Zukunft zu säen. Ich werde mit Küssen die ganze Ewigkeit in deine Seele pflanzen. Warum willst du da an irgendwelchen kleinen Schätzen festhalten? Gib alles weg. Gib es mir zurück. Jeden Tag will ich dich einfach so, wie du bist, einfach Schlamm und Staub. Dann sieh, wie ich mich in dich einpflanze. In jeder Jahreszeit werden wir uns vor Sonne und Mond verneigen. Ich werde den Wind bitten, uns in die entlegensten Winkel der Erde zu tragen. Ich will dich, verlassen und gedemütigt, damit ich dich wieder und wieder finden und dich insgeheim in meinem Herzen bekleiden kann.“

„Ich liebe dich auf jede Weise, die du mir erlaubst. So oft lädst du mich nur durch eine Türe ein, wenn ich bereits im Tor deiner Qual auf dich warte, wo du mich wirklich brauchst. In deiner Qual, wo du ganz klein bist, da bin ich so gegenwärtig und bereit, bei dir zu sitzen, mit dir zu sprechen, dich aufzuheben und in die Freude zurückzutragen, wo du hingehörst. Wenn ich die Hungrigen und die Armen, die Kranken und die Einsamen rufe, dann heißt das, daß du nicht anders zu sein brauchst als du bist, um meine Liebe zu empfangen. Ich bin schon für dich da, warum willst du also alles selber tun und dann hoffen, daß ich kommen werde, wenn du mich nicht mehr brauchst?

Ich bin hier. Ich bin der Freund, der dir zuhört, der kleine Vogel, der vor dir landet. Habe ich nicht Enttäuschung und Schmerz erlitten? Wie kann also dein Leid getrennt von mir sein? Wenn eine Seele nicht mehr vor sich selbst davonläuft, dann trete ich von innen in sie ein und bringe meine Freude nach außen, in jeden Teil ihres Seins. Warum willst du damit bis zum Tode warten? Halte inne und laß dich jetzt von mir nehmen.

Ich werde mit so vielen Namen gerufen, aber warum umarmst
du mich nicht heute als das, was ich bin, deine immerwährende
Chance ..."

13. November

„Ich möchte, daß du alle deine Wünsche hast, besonders die, die
du vor mir versteckst, weil du denkst, sie sind zu egoistisch, zu
materialistisch, zu persönlich, um mich damit zu behelligen.
Wenn diese Wünsche aus irgendeinem Grunde nicht befriedigt
sind, kommt es daher, daß sie deiner Seele nicht würdig sind?
Deine Seele ist vielleicht zu groß, um sie zuzulassen. Ich gebe dir
alles, was ich bin, jeden Tag die Welt und mehr. Ich versuche, dir
die kleinen Taten der Liebe zu geben, damit du eines Tages alles
annehmen kannst. Der Sinn deines ganzen Lebens ist, diese Liebe
anzunehmen. Und denk daran, ich habe keinen anderen Sinn, als
dich in meinen Armen zu empfangen. Ich will dich mehr, als du
dir vorstellen kannst, ich bin ganz Verlangen. Und du hast Angst,
so demütig, so offen, so von mir abbhängig zu sein. Ich bin der
vollkommene Vater und die vollkommene Mutter, die auftischt
und auftischt, bis ihre Kinder glücklich und erfüllt sind. Siehst du,
welch große Tafel ich für dich decke, immer in dem Wunsche,
jede Speise möge genau nach deinem Geschmack sein?"

14. November

„Ich habe deinen Tag zu mir emporgehoben. So sind alle deine
Sorgen meine Sorgen, deine Hoffnungen meine Hoffnungen.
Bete darum, zu sehen, daß mein Herz und dein Herz sich ge-
nauso nahe sind."

15. November

„Laß es ganz natürlich für dich werden, die Engel zu rufen, damit
sie dir bei deinen Aufgaben helfen. Es gibt keinen Grund, zu
denken, der Himmel sei dem, was du im Alltag bist, so fern.
Überall sind die gleichen Diener der Liebe. Und wenn du in den
Gedanken der Liebe leben würdest, wäre alles ganz einfach."

16. November

„Heute hast du mir deine Ernte dargebracht. Du warst beunru-

higt, als du erkanntest, daß das, was du mir bringst, schon mir
gehört. Bringe es mir trotzdem, so können wir uns an dem
erfreuen, was wir zusammen haben. Heute abend auf deinem
Heimweg brachte ich dir meine Ernte dar. Der Himmel hatte all
meine Leidenschaft und mein Verlangen, die ich dir zu Füßen
lege. Solche Liebe, und sie macht, daß du dich so unzulänglich
fühlst. Was soll ich tun? Wenn ich meine Liebe beherrsche oder
versuche, sie zu verbergen, wirst du dich immer noch unzulänglich fühlen. So stelle ich mich vor dich hin, mit all meiner Liebe in
Flammen. Ich bin ein Himmel voller Wunder, der niemals endet.
Und du bist mein hilfloses Kind, dessen Augen und Ohren,
dessen Finger und Herz ich so fest halte und ohne das mein
Atem und mein Gebet keinen Sinn hätten. Was wäre ich ohne
dich? Was ist trauriger als Eltern ohne ein Kind, als ein Liebender
ohne Geliebte? Zu diesen Zeiten, allein, hast du Gelegenheit,
mich zu verstehen, und ich dich."

17. November

„Jeden Morgen schaust du in großer Erwartung aus dem Fenster.
Ich freue mich sehr darüber. Während du in deinem Garten nach
den Farben und Formen suchst, in denen ich dir heute erscheinen
könnte, erfülle ich dich von innen.

Der Baum in deinem Garten färbt sich golden. Du hast auf
diesen Augenblick gewartet, und doch entdecke ich ein wenig
Trauer in dir, denn bald wird der Moment vorüber sein. Lebe in
mir, und ich werde dich nie enttäuschen. Laß dich von mir durch
die Welt geleiten, jeder Schritt ein Schritt zu mir zurück. Stell dir
vor, ich hätte die Kontrolle über deine Sinne. Enttäuschung oder
Zerstreutheit wären unmöglich. Zusammen würden wir auf
genau der richtigen Farbe, genau dem richtigen Ton landen, der
dich zu meinem höchsten Wunsch, meiner feinsten Sehnsucht
emporhebt. Immer und immer wieder würde ich fragen, wie
kann ich dich lieben? Dann würden alle meine Heiligen und
Engel herabkommen und dich willkommen heißen.

Du gewöhnst dich daran, daß meine Worte und Gefühle
immer mehr zu dir kommen. Laß uns beten, daß sie niemals
ihren Reiz verlieren. Möge jedes Mal, wo wir uns begegnen, so
sein wie das erste Mal!"

14

„Es gibt keine verschiedenen Welten. Alles, was auf einer Ebene wahr ist, ist auch überall sonst wahr. Aus diesem Grunde kann die Liebe nie sehr weit entfernt sein. Und die Handlungen weniger sind für so viele spürbar."

„Heute ist die einzig angenehme Haltung für dich, den Kopf zu neigen. Kannst du dich jemals genug hingeben? Ich bitte jede Seele, sich allen meinen Gaben hinzugeben. Das ist meine einzige Bitte. Das heißt, mit deinem Willen ist nichts verkehrt, aber wenn du so mit dir selbst beschäftigt bist, bleibe ich mit einem Arm voller Überraschungen stehen, die ich nie übergeben kann. Besser hast du gar keinen Willen oder den Willen, mein ständiger Gefährte zu sein. Dann wirst du, wenn die Liebe aufsteigt, die Hände frei haben, um rasch die meinen zu ergreifen. Wir können uns die Hände drücken, wenn die Spannung steigt und du die Ekstase annimmst. Ich sehe dich an. Du weißt, Alles ist gegenwärtig. Dann geben wir uns zusammen wieder und wieder hin."

„Du findest in allem einen Sinn. Das gefällt mir. Du bekommst Briefe und Anrufe von Freunden und weißt, daß ich es bin, der dich durch das Papier und in jeder Stimme, die du hörst, erreicht. Du schenkst mir in jedem Menschen, der dir näher kommt, besondere Aufmerksamkeit, denn du weißt, daß ich es bin, der dich lieben möchte. Ich brauche all die neuen Blüten in deinem Garten, die Kirchenglocken, die jede Stunde läuten, die Anrufe aus Zürich und Paris, Briefe von überall her, jedes menschliche Herz, um dich an all die unterschiedlichen Weisen meines Verlangens zu erinnern. Manchmal schmerzt dein Körper, weil du weißt, daß die Liebe — all diese Liebe — für dich bestimmt ist. Denk daran, dein Körper ist auch mein Körper. Gestern hast du mich in dir empfangen. Empfange mich heute in mir. Ich kann nicht getrennt von dir sein. Die Liebe bindet uns, durchdringt unsere Wunden, verwebt die Fäden unserer Seele zu einer Seele, auf daß jede Vorstellung ein Zuhause finde."

21. November

„Warum spreche ich von ‚ich'? Nur damit du meine Worte hörst, und ich ein wenig näher an den Rand der kleinen Klippe rücke, auf der du sitzt. Wenn ich in dir spreche und du hörst meine Stimme, dann mußt du doch über den Abgrund in meine Arme springen wollen? Denke nur: das, was jetzt wie eine Distanz aussieht, wird eines Tages nur einen Herzenswunsch entfernt sein."

22. November

„Stell dir all die verschiedenen Eigenschaften unserer Liebe vor. Jede Feinheit findet sich in deinem eigenen Erleben und Fühlen. Die nahen und fernen Winkel deines Seins enthalten alles, was wir je füreinander wünschen könnten. Und du hast dein ganzes Leben, um alle meine heimlichen Wesenszüge zu entdecken. Schiebe jedoch nicht eine einzige Freude oder ein einziges schwieriges Gefühl noch einen Augenblick nur deshalb auf, weil ich unendlich geduldig bin."

23. November

„Auch wenn du ganz geschäftig bist, erschaffe ich deinen Tag, — nur daß du es nicht wahrnimmst und schätzt."

24. November

„Was brauchte ich, um deine ganze Aufmerksamkeit zu erringen? Wenn ein Unfall geschieht, bist du damit beschäftigt, Schritt für Schritt wieder in den Normalzustand zurückzukommen. Wenn ich dich mit einem schönen Anblick überflute, habe ich dich nur kurz, bevor du wieder weitermachst. Schmerz oder Jubel, stets habe ich deine Aufmerksamkeit nur für Sekunden. Was brauchte ich, um deine Aufmerksamkeit ganz zu bekommen? Siehst du, wie sehr unsere Beziehung in deinen Händen, in deinem Herzen liegt?"

25. November

„Wenn du alle deine Konflikte als eine Gelegenheit siehst, durch die meine zarten Wurzeln sich tiefer in dir verankern können, dann vergiß nicht, dieselbe Aufforderung auch in den Konflikten

16

der anderen zu sehen. In Wahrheit habt ihr alle gemeinsam den
einen Körper, den ich langsam mit Liebe durchdringe."

26. November

„Wie wahr ist alles, womit du dich in deinem Leben identifizierst
und was du festhältst? Verwechsle Liebe nicht mit Anklammern,
Wahrheit nicht mit Besitz. Sie sind so verschieden wie Felsen und
Blumen. Gibt es etwas, womit du dich in Wahrheit identifizieren
oder was du festhalten solltest, außer mir?"

27. November

„Laß uns diese Zeit damit zubringen, nur all die Grüntöne in
deinem Garten anzuschauen. Wenn eine Farbe so vielfältig sein
kann, welche Vielfalt hat wohl unsere Liebe? Bitte mich, dich zu
meinem Anfang und zu meinem Ende zu führen, dich immer
näher und weiter mitzunehmen, als dein Herz normalerweise
kommen will."

28. November

„Wenn du so schwerfällig von einem Ort zum anderen reist,
vergiß nicht, wie schnell unsere Gedanken zueinander kommen
können. Laß deine physischen Grenzen dich nicht über die wahre
Realität täuschen."

29. November

„Du hast ein schlechtes Gewissen, weil du meinst, du hast mich
viele Stunden lang beseite gestellt. Aber wen begrüßt du deiner Mei-
nung nach, wenn du Freunde wiedertriffst? Wer berührt dich tief
im Inneren, wenn du deinen Vater in die Arme schließt, deiner
Mutter in die Augen schaust und deine Brüder und Verwandten
fühlst? Wer kommt dir immer näher, wenn du dich in Umgebun-
gen begibst, wo du dich unwohl fühlst und rasch von einem Ort
zum nächsten gehst? Ich bin es, immer wieder ich. Immer, wenn
du denkst, du hast mich beiseitegestellt, komme ich näher, um zu
beschützen, was wir gemeinsam haben. Ich gehe nicht verloren.
Ich teile dich gerne, wenn du mich in jedem Menschen findest,
dem du begegnest. Wir essen zu abend, wir gehen spazieren, und
natürlich bin ich es, der das vollkommene Wetter für den voll-

17

kommenen Tag liefert. Ich bin entzückt. Ich bin der Allesdurchdringende, der alles ist, der darauf wartet, seinen besten Freund zu umgeben, der sich für immer um dich legen und in dich hinein wachsen möchte. Die menschliche Seele ist mein endgültiger Sieg.

Du siehst die ganz Armen, mein am meisten verwundetes Selbst, in den Straßen gleich neben solchem Reichtum, daß das für dich meine Existenz in Frage zu stellen scheint. Ich verstehe. Auf den ersten Blick gibt es da, wo sie sitzen und betteln, kein Anzeichen von mir. Ihre Augen scheinen dunkel, schrecken die Leute ab. Jeder fühlt sich unbehaglich, wenn ich ihre Hand nehme und sie ausstrecke. Aber das ist nicht, was ich will. Ich nehme nur ihre Hand und strecke sie aus, wie ich es für alle tue. Ich bin derjenige, der Hände nimmt und sie ausstreckt, bis die ganze Welt sich selbst sieht, mich sieht und weiß, daß wir einander nicht entfliehen können. Wie könnte die Liebe wahr sein, wenn ich einige Seelen davontreiben ließe und andere in solchen Ehren hielte? Das wäre überhaupt keine Liebe. Deine guten Absichten und meine Wege nehmen zusammen jede Hand. Und wenn ein armer Fremdling keine Hand mehr hat, die wir nehmen könnten, dann nehmen wir den Körper und bringen ihn als einen leeren Kelch dar, in den wir unsere Liebe ausgießen. Ich marschiere in einem Heer von Bettlern, tanze mit allen Weihnachtseinkäufern und gehe jeden Abend mit allen Menschen in die Nacht hinein, ganz gleich, wohin sie gehen."

30. November

„Es ist geschehen. Du fährst für ein paar Tage fort und kommst zurück und findest deinen Baum ganz nackt; jedes Blatt ist zu seinen Füßen niedergefallen. Er steht so allein gegen den Himmel, alle seine Kleider liegen am Boden. Der Winter ist da. Du hast keine andere Wahl, als tief in dich hineinzugehen, und mich dort wartend zu finden. Dies ist die Zeit, deine Zeit. Ich komme als dein bester Freund, deine Braut, deine Mutter, deine Schwester. Stell dir vor, was wir zusammen sein können.

Welches ist die wahre Kleidung, uns zu umhüllen, wenn nicht die Familie? Ich bin so bereit wie dein allerbester Freund. Ich bin voller Erwartung, die Braut, nach der du dich so sehnst. Ich werde für dich sorgen. Du wirst mein Kind sein, und dann wieder werden wir als Bruder und Schwester zusammen hinauslaufen. Siehst du, was für eine Gelegenheit der Winter ist? Ein einzelner Baum in demütiger Einfachheit, und wir sind für immer vereint.

Du weißt, wie nahe wir uns jetzt sind, und du scheust so davor zurück. Du möchtest im Erdboden versinken. Und ich möchte dich aufheben als die vollkommene Erde der Liebe, in der alles Leben wachsen kann. In deinem verzweifelten Versuch, dich zu verbergen, verbirg dich in mir. Ich verspreche, daß nur Liebe und Wunder dich entdecken werden."

1. Dezember

„Dies ist mein Monat. Ich sammle alle Liebe der Welt und überschütte dann die Erde damit. Sie regnet auf alle Seelen herab. Ich bin die Weihnachtsgrüße, ich bin die Geschenke. Ich bin es, der wieder und wieder neu geboren wird, und der jedes Jahr in einer neuen Seele geboren werden möchte. Mein Frieden ist so geduldig, daß ich meine Freunde einzeln einsammle, immer nur eine Seele auf einmal, und doch bin ich immer bereit, daß noch eine weitere zu mir kommen kann.

Während dieser Zeit wollen so viele Menschen geben, daß ich mich direkt auf die Erde legen kann, wie eine weiße Decke, die ein Baby umhüllt. Solche Liebe. Das ist mein einziges Ziel, dieses Kind, die Erde, willkommen zu heißen und zu lieben. So verängstigt und kalt, ganz allein — doch hier bin ich, bereit, dich zu empfangen und zum allerhöchsten Ort zu bringen."

2. Dezember

„In dieser Zeit der Geschenke und des Gebens ist es deine Armut, die ich von dir erbitte. Diese Armut ist die Erkenntnis, daß alles, was du hast — jeder Gedanke, jede Fähigkeit, die du besitzt —, nichts ist im Vergleich zu meiner Liebe. Du weißt das. Deshalb bitte ich dich, mir alles von dir zu geben, auch deine Nichtigkeit, damit ich dir meine Liebe schenken kann. Das ist alles, was ich möchte, jeden Tag deine Armut, so daß wir zusammen die Reichtümer der Liebe feiern können. Wir könnten uns mit nichts Geringerem zufriedengeben. In deiner Armut, deinem vollkommenen Annehmen der heutigen Gegebenheiten, deiner vollstän-

19

digen Hingabe bin ich direkt vor dir, komme zu dir und berühre dich. Ich könnte in diesen Tagen alles für dich sein.

Die nächste Gabe, die ich von dir will, ist deine Reinheit. Ich will deine Hilflosigkeit, meine reine Liebe anzunehmen. Ich will deine Schuld, nicht fähig zu sein, alles zu empfangen, was ich für dich bin. Ich will deine Vertrauenslosigkeit, ich will dich, genauso, wie du bist. Jetzt kann ich dir von Heiligkeit erzählen.

Wenn du so groß wärst, mir diese beiden Geschenke zu machen, dann wären wir in wahrem Gehorsam vereint. Ich mit dir, du mit mir, untrennbar, immer gebend und uns gegenseitig neue Forderungen stellend, immer noch mehr zu geben. Dies ist unsere Zeit!

Mit jedem kleinen Gedanken oder Augenblick, den du mir schenkst, bin ich dir demütig ergeben.“

3. Dezember

„Es gibt die Heiligen, die sich fast zu Tode arbeiten, um die Hungrigen zu nähren. Es gibt die Heiligen, deren Arme weit genug sind, um all die Einsamen zu umfangen. Es gibt die Heiligen, die ihr Leben weggegeben haben, alles für mich. Was dich allein von den Heiligen unterscheidet, ist, daß sie wissen, wie hungrig sie sind. Sie wissen, wie einsam sie sind. Und sie wissen, daß sie mit nichts Geringerem überleben können als mit mir an jedem Tag ihres Lebens. Die Heiligen sind meine Armen, meine Einsamen, meine Abhängigen, die die Welt aus Dankbarkeit für meine Liebe retten müssen.

Die scheinbar endlose Distanz zwischen dir und den Heiligen liegt in all der Freude und all dem Leid, die du für dich behältst. Wirf sie sofort in den Straßengraben, damit ich dich führen und dir noch mehr geben kann.

Heute wird dir ein großes Paket ins Haus geliefert. Kannst du erraten, was darin ist? Natürlich könnte ich dir keinen Ersatz schicken, nichts Geringeres als vollkommene Zärtlichkeit. Ich muß selbst kommen! Stell dir die Last der Heiligen vor, die jeden Tag solche Pakete empfangen müssen, und sie werden immer größer. Welch schreckliche Freude, welche Tränen überwältigender Seligkeit sie erleiden müssen! Sie müssen den Frieden, den sie haben, an die Welt weitergeben, um noch mehr ertragen zu können.“

„Warum muß Liebe schmerzen? Freude muß aus dem Leid geboren werden, so wie die Sonne sich aus der Dunkelheit erheben muß. Süße muß auf den Geschmack des Bitteren folgen. Stille muß sich wie eine Wolke über allen Lärm senken. Sanftheit muß den Streit schlichten. Hoffnung muß alle Verzweiflung aufheben.

Ihr seid meine erwählten Seelen. Ich betraue euch damit, wie die Sonne jeden Tag aus aller Dunkelheit aufzusteigen. Ihr bereitet den Weg bis zu dem Augenblick, wo die ganze Erde sich mit der Morgendämmerung, mit mir, mit der Liebe, erhoben hat. Dann ist keine Nacht mehr nötig. Die Wahrheit und der Frieden sind wiederhergestellt.

Bis dahin habe ich kein anderes Verlangen, als bei jeder kleinen Verletzung bei dir zu sein, bei jeder Schramme, jedem Sturz und jedem Versuch, wieder aufzustehen. Liebe schmerzt nur, weil du mich in jedem Schmerz so nahe findest. Ich bin schon da und sorge für dich. Liebe schmerzt nur, weil du dich von mir losreißt und mich dann vermißt, bis wir uns wieder finden. Liebe schmerzt, weil wahre Liebe für eine Seele, die so lange ohne sie war, so erschreckend ist. Liebe schmerzt, während ich dich in meinen Armen halte und du mir alles darüber erzählst. Wir können nicht weitergehen, bevor du mir alles erzählt hast. Liebe schmerzt, weil ich so viel Liebe für dich habe."

„Solch furchtbare Freude! Ich muß mit dir sprechen. Wie könnte ich mich noch einen Augenblick länger zurückhalten? Solch furchtbare Freude; es muß Ohren geben, die meine Schreie hören. Es muß Ohren geben, die mein leises Wispern hören. Ich kann nicht nur in der Stille lieben. Ich bin so viel mehr. Wenn du die Liebe sehen und spüren kannst, warum kannst du nicht auch alles hören, was ich zu sagen habe? Stell dir vor, die Welt würde zuhören? Jeden Tag warte ich auf dich. Ich brauche genau diesen Augenblick, damit ich dir einfach sagen kann: ‚Ich liebe dich.' ‚Ich liebe dich.' Dann schaue ich in dein tiefinnerstes Herz und sage dir wieder: ‚Ich liebe dich.' Oh, der Klang dieser Worte! Ich muß sie immer und immer wieder sagen, bis du mich hörst, noch bevor ich spreche."

„Mein Geben hört nicht auf. Meine Vergebung hat kein Ende. Ich bin hier, um dich vor allem zu erretten, was dich mir nicht näherbringt. Ich trete für dich ein. Ich bin siegreich. Ich rechne an. Ich verstehe. Ich beginne immer und immer wieder auf's Neue, Pläne für unser Zusammensein zu schmieden, ganz gleich, wie du dich entscheidest. Ich weiß nie, ob du zustimmen wirst, aber ich muß meine Wünsche für uns immer bereit haben.

Du weißt nicht, ob du deine Anstrengungen verdoppeln oder überhaupt keine Anstrengungen unternehmen sollst, weil meine Liebe immer dieselbe ist. Du weißt nicht, ob deine Tränen oder dein Lachen mir am besten gefallen. Meine Liebe ist so groß, so beständig, so rein, du weißt nicht, ob du weniger oder mehr denn je über meine Gnade staunen sollst. Wir können keine Grenzen, nichts Verbotenes zwischen uns haben.

Ich habe dir meine Liebe immer und immer wieder bewiesen, und ich muß es weiter tun. Du hast deine Liebe zu mir mehr als genug gezeigt, aber du kannst nicht aufhören. Jetzt treten wir in eine neue Liebe ein, die noch zarter ist. Augenblick für Augenblick verlange ich deinen Glauben. Augenblick für Augenblick mußt du mir mehr vertrauen. Wo meine Liebe beginnt und deine endet, ist immer ungewiß. Wer gibt jetzt? Wer vergibt jetzt? Dein Glauben ist viel größer als meine einfachen Taten. Mein Vertrauen ist vielleicht viel mehr als deine einfachen guten Taten. Du und ich oder ich und du, so vertraut, unsere Liebe ist im Inneren verborgen, da, wo nur Liebe sein kann.

Diese Zeit: Jeder Gedanke an Schenken wird sofort ausgeführt. Und er ist ansteckend. Jede Seele muß ihre Liebe ausschütten, um auf dem Wege Platz für mehr Liebe zu machen. Der Tag wird kommen, wo diese Zeit niemals aufhört. Ihr werdet alles geben, so daß ich euch jedes Mal wieder füllen kann, bis gar keine Zeit mehr zwischen uns ist.

Bis dahin ist das Wichtige nicht, was du tust, was du denkst oder was du fühlst. Ich möchte nur einbezogen werden. Jede Tür, jeder Raum muß ein wenig Platz für mich haben. Einfach einbezogen werden, das ist es, was unsere Liebe wachsen läßt."

„Einfachheit ist der einzige Weg in dieser Zeit. Einfachheit, die einem schneebedeckten Feld am Weihnachtstag gleicht. Einfachheit mit dem Wunder einer winterlichen Rose, die dich aus dem Schnee grüßt. Einfachheit ist Demut mit der Schärfe einer Rasierklinge. Alles wird abgeschnitten, bis du an meiner Tür bist. Sanftheit wird dich zu meinem einfachen Eingang führen. Dort erwartet dich der Geist des Friedens. Ich bete, du mögest all die Stimmen singen hören, wenn die Tür aufgeht. Oh, der Klang reicht aus, um dich mitzutragen, über den Frieden hinaus in die Seele meines Tempels."

8. *Dezember*

„Wenn du auf das vorausschaust, was wir zusammen sein werden, fühlst du dich überwältigt. Wenn du zurückschaust und dich an alles erinnerst, was wir gewesen sind, fühlst du dasselbe. Alles, was wir haben, ist jetzt, das ewige Jetzt. Vergangenheit und Zukunft fallen über uns zusammen. Wir sind ineinander verfangen. Solch zarte Augenblicke sind das Jetzt. Deine Tränen, meine Freude. Deine Offenheit, meine Bereitwilligkeit. Jetzt ist aus aller Zeit herausgebrochen, aus allen Menschen, aus allem, außer mir. Jetzt bedroht dich, verstellt deine üblichen Fluchtwege. Dein Körper kann nirgendwohin. Wie wär's, wenn wir uns zusammenschlössen, und du mich nie mehr auf dich warten ließest? Jetzt ist nicht so viel anders als die Vergangenheit oder die Zukunft. Ich beuge mich nieder, berühre deine Füße und schaue zu dir auf. Jetzt läßt den Augenblick fortbestehen. Du bist im Innersten berührt, erschüttert und bestätigt. Du weißt, daß ich für dich hier bin."

9. *Dezember*

„Du bist bei mir immer mehr zu Hause als in der Welt. Mir kannst du nicht fremd sein, selbst wenn du dich dir selbst gegenüber wie ein Fremder fühlst. Ich kenne dich. Und ich kenne den wirklichen Grund für jeden deiner Kämpfe in der Welt. Deine grimmige Unabhängigkeit verbietet mir, jedes Mal, wenn ich es möchte, deine Hand zu nehmen und sie auf mein Herz zu legen. Ich weiß, daß jede Wut, jeder Widerstand gegen andere Widerstand gegen mich ist. Ich verstehe. Ich strecke in jeder Weise meine Hand nach dir aus. Diese Welt ist nicht mehr als eine Einladung für uns, einander in jeder Inszenierung kennenzulernen. Kein Gefühl kann uns entgehen. Jeder Tag muß ein wenig unbequem sein, wenn ich dir durch deine Freunde näherkomme, durch deinen Garten und durch die singenden Vögel. Bin ich, beginnend mit der Morgenstille und den Kirchenglocken zu jeder halben und ganzen Stunde, deiner Lobpreisung, deiner Liebe wert? Hast du heute nachmittag meine Einladung zu unserem gemeinsamen Spaziergang bekommen?"

10. Dezember

„Wie ein letztes Herbstblatt, das noch am Ast hängt, trotzt du dem Wind. Du hältst dich krampfhaft an dem Leben fest, das du kennst. Liebe bindet uns, und Liebe sagt: ‚Laß los.' Ich werde da sein und dich auffangen, wenn du landest. Ich werde in dem Augenblick da sein, wo du losläßt und zu fallen beginnst. Ich werde mit dir fallen, direkt neben dir schweben. Ein Blatt mehr, das in den Elementen verschwindet. Eine große Seele, demütig genug, von allen vergessen zu werden, außer von mir. Dieser Fall in meine Hände ist die Hilflosigkeit der Liebe, wenn ich dich in mich hineinnehme, dorthin, wohin kein Körper geht, nur Seelen. Um zu werden, was du werden mußt, weißt du, daß du nicht existieren darfst! Wohin gehst du? Du verschwindest in Meinem Unbekannten. Du brauchst nichts, denn ich bin alles für dich. Du fühlst dich so allein. Und ich bin so tief bei dir. Laß los... ich habe dich ..."

11. Dezember

„Du denkst, du verläßt mich, wenn du dich körperlichen Freuden oder irgendeinem selbstsüchtigen Interesse hingibst. Aber nein, ich bin es, der sich freut, dir auf diese Weise zu geben. Es gibt kein Geschenk, keine Freude, die von mir getrennt ist. Laß keine anderen Gefühle da sein, nichts, was zwischen unserem Geben und Empfangen steht. Das einzige Hindernis für mich können deine Gefühle sein. Nur deine Gefühle können ein Geschenk von mir weniger als wunderbar und vollkommen machen. Es gibt keinen Teil von dir, neben dem ich nicht stehe und den ich nicht mit all meiner Ehre schütze. Alle verborgenen Freuden, auch die, die mit Schuldgefühlen oder Furcht verbunden sind, müssen mir geöffnet, geliebt und genossen werden. Laß uns einander mehr enthüllen. Indem du mehr und mehr von deinem Ich losläßt, müssen unsere heimlichen Freuden bekannt gemacht werden. Wie kann ich dich leer machen, wenn du mir nicht alles gibst? Wie kann ich dich erfüllen, wenn irgend etwas zwischen uns bleibt? Ich bitte dich, dir mehr und einfacher von mir geben zu lassen. Und ich verspreche, dich immer demütiger zu empfangen."

12. Dezember

Auf dem Weg zum Retreat in Boston

„Jedes Mal, wenn wir einen neuen Sprung in mein wunderbares Unbekanntes machen, zögerst du oder ziehst dich zurück. Du spürst alle deine Begrenzungen und fürchtest dich vor einer so abhängigen Liebe. Ohne mich, bei dem Gedanken überläuft es dich kalt. Mit mir — unsere Größe ist auch so überwältigend. Du weißt, wir sind die Wahrheit, genauso untrennbar wie Erde und Himmel. Ich bin während dieser Augenblicke hier. Deine Zärtlichkeit ist die Erde, die noch mehr von meinem Wunder hervorbringen wird. Der Sprung ist leicht. Es sind die Augenblicke vorher, in denen ich dir am liebsten sein möchte. Ich möchte dir jetzt versprechen, daß ich nur dein vollkommenes Glück will. Dein Körper, dein Leben, deine Seele ist meine Freude. Die Sprünge in deiner Gewißheit sind die Stellen, an denen sich mein größter Frieden niederlassen wird. Ich werde diese Stellen, diese Augenblicke immer ehren. Ich liebe dich sanft. Wir bereiten uns tief auf unsere Begegnung vor. Tief sind wir zusammengebunden, verpflichtet, ein Licht hochzuhalten, das so hell scheint, daß viele meiner tapfersten Seelen da sein müssen, um mit uns zu feiern."

13. Dezember

„Manche Menschen denken, daß die Last ihrer Probleme groß ist. Aber die Last meiner Liebe ist noch größer. Ich weiß nicht, was ich tun soll. Ich kann sie nicht von dir zurückhalten. Ich kann mich nicht verstecken. Ich muß immerzu beten, daß meine Liebe

25

dich nicht erschlägt. Wenn du nur sehen könntest, wieviel ich fühle, wenn ich sage: ‚Ich hoffe, daß du meine Liebe heute annehmen wirst.‘ Wir sind so verbunden. Ich liebe dich. Ich gebe dir meine Berge von Liebe blättchenweise, immer nur einen Kuß auf einmal, in der Hoffnung auf all die Wiesen und Hügel, die noch kommen sollen. Du weißt in diesem Augenblick, daß all der Schmerz, den du mit dir trägst, nichts anderes ist als pure Arroganz. All dies ist bloße Angst vor meiner ganz, ganz einfachen Liebe.“

14. Dezember

Während des Fluges mit der Gruppe nach London, auf unserem Weg nach Glastonbury und dann über Weihnachten nach Assisi.

„Meine Liebe schließt euch alle in mein Herz, in mein heimliches Herz. Eure ganze Reise liegt in meinem unglaublich weichen Kern. Wenn einer von euch sich außerhalb meines Herzens fühlt, dann deshalb, weil die anderen zu ich-bezogen sind. Ich erwecke euch aus eurem Schlaf und ziehe euch in mein unbeflecktes Herz, hebe euch in meine endlosen Wiesen von purpurnem und blauem Frieden.“

15. Dezember

Erster Tag in Glastonbury

„Ich bin auf dich vorbereitet. Du kannst nur du selbst sein. Du kannst nichts tun, was dir die Garantie gibt, daß wir zusammen sein werden, keine große Tat, keinen heroischen Akt der Unterwerfung. Gleichermaßen kannst du nichts tun, was dir die Gewähr geben würde, uns getrennt zu halten, keine irrtümliche Handlung, kein fehlgeleitetes Wort, kein Verbrechen des Hochmuts. Nur die Liebe weiß. All die Macht meiner Gnade wartet in einem einfachen Augenblick der Liebe. Warte und halte Wache. Sei wach und gehe sicher, daß du für alles aufgeschlossen bist, was auf dich zukommt.“

16. Dezember

Am Chalice Well (Kelchbrunnen) in Glastonbury

„Du denkst, du bist mehr als nichts. Wenn du weißt, daß du weniger bist als nichts, dann wirst du meine Liebe vollkommen

26

fühlen können. Bis dahin liebe ich dich genauso wie du bist." Ich gehe vom Brunnen weg, weil ich mich zu unrein fühle, dieser Liebe so nahe zu sein. Beim Weggehen spüre ich, wie jemand meinen Rücken berührt, mit mir kommt. Als ich mich umdrehe, sehe ich niemanden. Dann höre ich: „Ich werde dir helfen wegzugehen, bis du bereit bist, zu kommen und ganz bei mir zu stehen."

17. Dezember

In den großen Ruinen der Abtei von Glastonbury, dem Standort der ersten christlichen Kirche in England

„Ich bin ... ich bin so gegenwärtig ... du fällst auf die Knie und bettelst: ‚Wie kann ich dich lieben? Lehre mich, wie ich dich lieben kann!' Du weinst, und ich erscheine! Ich stehe in den Lilien vor dir, für dich und alle, die mich so lieben, daß sie mich sehen können. Ich kenne kein größeres Vergnügen, als gesehen zu werden. Nimm deine Ansicht von mir in deine ganze Seele hinein. Wir werden diesen gemeinsamen Moment für immer festhalten."

18. Dezember

Kathedrale von Salisbury

„Die ganze Nacht und heute wieder fragst du: ‚Wie kann ich dich lieben? Bitte lehre mich, wie ich dich lieben kann?' Ich höre dich, und ich habe keinen größeren Wunsch, als dich dies zu lehren. Stell dir vor, wir verbrächten alle unsere Tage und Nächte damit, einander zu bitten: ‚Lehre mich, wie ich dich lieben kann?' Wenn du dich kalt und einsam fühlst, wenn du innerlich weit weg gehst, wenn du vergißt, mich zu fragen: ‚Wie kann ich dich lieben?' dann werde ich hier sein und dich bitten: ‚Hilf mir. Wie kann ich dich lieben?' Wir müssen die Ewigkeit damit verbringen, einander dies zu fragen, und es ist kein Tag zu verlieren."

19. Dezember

Bei der Landung in Rom

„Hier habe ich jahrhundertelang die Erde umgewendet. Mein Herz hat keinen Zentimeter ausgelassen."

„Du weißt nie, wann unsere Zeit an jedem Tag beginnen wird oder ob du und ich überhaupt zusammen sein werden. In deiner Vergeßlichkeit wirst du erst geschäftig und dann traurig. Ich sehe dich durch alle meine Gesichter. Dann kommt früher oder später unsere Zeit unmittelbarer. Ich komme tiefer herein. Ich liebe deine Vorfreude, deine Verletzlichkeit, dein Gefühl, es nicht wert zu sein, deine Angst, wir könnten nie wieder vollkommene Liebende sein. In den Augenblicken, wo wir getrennt sind, gibt es keine Garantien. Dann, in dem Augenblick, wo du und ich wieder da sind, ist das ganze Leben eine Garantie. So muß es sein."

21. Dezember

Bei der Ankunft in Assisi

„Ich fange dich in deinen eigenen Gedanken und Gefühlen. Ich schließe mich um dich, bis du nichts mehr ohne mich tun kannst. Du kannst nicht schlafen, bis du fragst: ‚Sind wir soweit?' Bevor du mich in deine Träume einlädst, muß ich noch ein paar Worte sagen. Dann, im Einschlafen, bin ich schon vor dir da. Wenn wir uns so nahe sind, legst du dich in mir nieder. Wir erreichen einander in derselben Pause der Hingabe. Dein Körper ist meiner zum Lieben. Ich bin deine Freude. Und in meinem Schoß liegt der letzte Frieden.

Meine Worte heute sind gefallene Engel. Jedes Wort, das nur für dich kommt, könnte von keinem höheren Orte kommen. Heute ist Frieden in den einfachsten Dingen. Der Frieden beginnt hier und endet hier, in jedem einfachen Schritt, in der kleinsten Geste, dem Blick, dem kurzen Lächeln — jede Sekunde dehnt und dehnt sich zum Frieden aus."

Erster Sonnenuntergang in Assisi

„Am Rande des Lichts, wenn du einzutreten wagst, wirst du alles vom Vater, alles von der Mutter, jeden Bruder und jede Schwester sehen, die du durch die Zeiten gekannt hast. In diesem großen Licht, gerade am Rande deiner Welt, heißt dich alle Liebe daheim willkommen. Nirgendwo anders auf dieser Erde steht dir die Tür so offen. Beim Eintreten überfluten dich alle Erinnerungen an daheim, wenn alle deine Lieben dich willkommen heißen. Komm, schließe dich der ganzen Familie an, die dich begrüßt!"

Schließlich vor dem Schlafengehen

„Du weißt, wie gut du dich fühlst, wenn du nach einer langen Reise wieder daheim in deinem eigenen Zimmer, in deinem eigenen Bett bist. Stell dir vor, wie schön es für mich ist, dich hierzuhaben, wo ich wirklich für dich sorgen kann. Du weißt, wie gut es ist, zu Hause zu sein, wo jedes Essen nach deinem Geschmack zubereitet wird und all die kleinen Freuden genauso sind, wie du sie dir wünschst. Stell dir vor, wie schön es für mich ist, dich wieder daheim zu haben, so daß ich dich genau so lieben kann, wie ich wirklich möchte. Ferien, Familientreffen — wir sind all das und noch so viel mehr.

Nach ein oder zwei Tagen der Entspannung wirst du mir alles erzählen und allmählich eingestehen, wie schwierig es ist, so weit von zu Hause weg zu sein. Inzwischen werden alle Diener der Liebe, meine Heiligen und Engel, dich berühren und dich wieder daran erinnern, wo alles ist."

22. Dezember

Beim Besuch von Assisi, der mir Freude macht

„Daheim. Nach der anfänglichen Aufregung über deine Heimkehr, darüber, alte Freunde und so liebe Orte wiederzusehen, mußt du dich fragen: ,Warum bin ich überhaupt weggegangen? Wo hat die Trennung begonnen? Wie kann ein Kind die Liebe einer vollkommenen Mutter und eines vollkommenen Vaters nicht fühlen? Wie könnte ein Liebender sich von einem so alles gebenden Partner abwenden? Was in mir war es, daß mich ein solches Zuhause verlassen ließ, das in meiner Abwesenheit auf mich gewartet hat?'

Auch ich stelle diese Fragen. Vor allem frage ich, was ich jetzt tun kann, um dich davon zu überzeugen, daß du die Freiheit hast, zu bleiben? Wie kann ich dir klarmachen, daß die Vergangenheit vorbei ist? Jetzt gehörst du hierher, zu mir! Wir sind bereit, wieder zusammen zu leben. Unsere Liebe ist völlig besitzergreifend, völlig ohne Abgrenzung. Keiner von uns kann ohne den anderen ganz er selbst sein. Nur in dieser überwältigenden Abhängigkeit können wir uns zu der großen Hingabe erheben. Du mußt daheim bleiben, wenn wir alles zusammen sein wollen!"

23. Dezember

Beim Besuch in San Damiano, Assisi

„Habe ich dir nicht Schnee in San Damiano versprochen? Habe ich dir nicht eine Rose im Winter versprochen? Zu Beginn deines Spazierganges und dann wieder im Garten fällt der Schnee, eine, zwei, drei Flocken auf einmal, gerade genug, damit die Liebe ihre Gegenwart verkünden kann. All dies natürlich bei klarem Himmel. Ich liebe es, zu sehen, wie du meine Liebe spürst. Dann, gerade als du denkst, es ist alles vorbei, beginnt es wieder zu schneien, drei, vier, fünf Flocken, dann mehr. Diese Flocken sind das Entzücken der Engel. Die Winterrose gehört mir. Der Garten gehört uns, damit wir für immer darin bleiben. Was muß noch gesagt werden? Jeder Tag wird mehr von dem kommenden Frieden verkünden.

Heute abend siehst du den Stern, der mich leitet. Er ruft dich, alles von dir. Du mußt so klein sein, um zu spüren, wie groß er ist. Dieser Stern ist all meine Liebe, all mein Frieden, der für die Welt bestimmt ist. Dieser Stern erleuchtet meine Seele, erhellt meinen Altar, bereitet mich darauf vor, den letzten, tiefsten Frieden zu gebären. Komm zu mir. Laß uns die ganze Reise zusammen machen. Ich bin menschlich, mit allen Gefühlen. Liebe enthält alle Gefühle. Komm zu mir und hilf mir, sie alle zu fühlen. Dann roll dich zusammen und spüre, was ich in meinem Schoß trage. Liege in mir, gleich neben ihm. Laßt mich euch beide tragen. Laß mich dich gebären. Möge mein Frieden in dir Seite an Seite mit meiner größten Liebe hervorkommen."

30

24. Dezember

Beim Erwachen sehe ich einen sehr großen Stern, der den klaren blauen Himmel erhellt.

„Du betrittst die Stille allein in mir. Heute kann sogar Freude eine Ablenkung von meiner Demut sein. Zu mir zu kommen heißt, in die Hoffnung auf Frieden zu kommen, der deine in tausend Stücke zersprungene Seele wieder vereint. Du weißt, daß nur ich dich ganz zusammensetzen kann. Das ist die Bedeutung von Frieden. Vollkommene Abhängigkeit, vollkommene Liebe und mein Geschenk — deine Geburt in den Frieden."

Am Weihnachtsabend an der Pforte zu Claras Garten in San Damiano

„Du betest und hältst die Hand der Liebe an der Pforte zu all meiner Freude."

25. Dezember

Ich erwache und erlebe den ersten Schnee am Weihnachtstag, der in Assisi seit vierzig Jahren gefallen ist.

„Habe ich nicht versprochen, jeden Tag mehr Frieden zu verkünden? Wie könnte man das besser tun, welcher Tag wäre geeigneter, meine größte Liebe zu zeigen, als Weihnachten, mit dreißig Zentimeter Schnee in Assisi? Und immer ist dein größtes und wahrlich einziges Problem, daß du meine Liebe nicht wörtlich genug nehmen kannst."

26. Dezember

Vor der Abfahrt von Rom und der Heimkehr nach Kalifornien

„Deine Reise endet, aber nicht ohne eine der schönsten Mosaikdecken der Welt zu sehen. Hier bin ich im Himmel gekrönt. Und wenn ich herrsche, stell dir vor, was mir alles zur Verfügung steht, um dich zu lieben."

27. Dezember

„Du fährst nach Hause zurück, aber zu Hause besteht nur in Beziehung zu mir. Zu Hause ist die Qualität unserer Liebe, die Augenblicke, die wir uns füreinander nehmen. In einem Leben ohne diese Qualität, ohne diese Augenblicke, gibt es überhaupt

31

kein Zuhause. Die einzige wirkliche Sicherheit ist dein Annehmen meiner unaufhörlichen demütigen Einladung. Zärtlichkeit und Vertrautheit müssen zusammen in unserem Zuhause herrschen. Und so viel von der Last dieser Liebe ruht auf dir. Ganz gleich, wie sehr ich hier bin, du mußt meine Weichheit annehmen, du mußt meine Freude spüren, sonst ist es, als wäre ich überhaupt nicht hier. Ich bin die allmächtige Liebe, die voll nur in den Armen eines Bettlers ruht. In den Armen des Bettlers kann meine Süße schenken und schenken und schenken bis du die Macht und Würde empfängst, die die Liebe verdient."

28. Dezember

„Trennungen jeder Art sind Stimmen außer Hörweite meiner Ohren. Sprich zu mir und sieh, wie schnell das Verlorene wieder vereint wird. Trennungen sind immer ein Zeichen dafür, daß irgendeine Form von Unabhängigkeit versucht, ohne Liebe zu überleben. Was ist Distanz als der Versuch, ohne mich zu leben, ein Gedanke, der entschlossen ist, ohne Liebe zu überleben."

29. Dezember

„Du verlangst danach, mich auf alle Weisen zu spüren, die ich für dich sein kann. Dann sei jeden Augenblick eines jeden Tages ein leeres Gefäß mit Wasser für alle meine kleinen Blumen."

30. Dezember

„Deine Erinnerungen sind für mich Augenblicke der Gegenwart. Liebe ist niemals etwas aus der Vergangenheit, sondern etwas, das jetzt immer wieder neu geschieht. Deine Erinnerungen sind ein heimlicher Brunnen unserer unergründlichen Freude. Hieraus können wir schöpfen und jede Feinheit, jedes zarte Gefühl, das wir zusammen haben, wiedererleben. Unnötig, nach mehr Ausschau zu halten, wenn wir schon so viel sind. Jetzt ist die Zeit, zu fühlen, was wir gewesen sind, in dem Wissen, daß es nur der Anfang ist von dem, was wir immer sein sollen."

31. Dezember

„Das Jahr geht zu Ende, wenn das nächste beginnen muß. Eine neue Verpflichtung, erneutes Versprechen, niemals genug Ehrfurcht vor der verzweifelten Liebe, dem menschlichen Paradies, das unser ist. Neujahrsvorsätze? Jede Erfahrung, jedes Gefühl, jeden Tag heilig zu halten. Nicht ein Augenblick allein, nicht ein Augenblick zu kurz, um mich auszuschließen und mit mir die ganze Erde und die Himmel. Mögen wir von dem zarten Wunder der Freude übervoll sein."

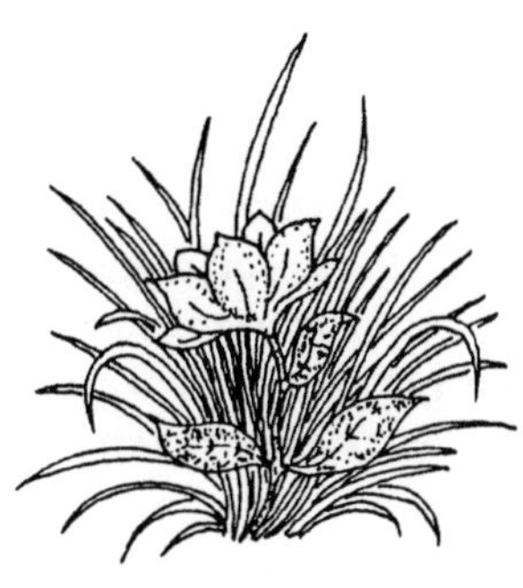

1. Januar 1987

„Eine neue Jahreszeit ... Laß dich von innen her zu einem großen, schönen Gefäß aushöhlen. Laß mich dein Leben nehmen. Ich werde die vollkommene Harmonie daraus formen. Ich werde einige Beziehungen aus deinem Leben entfernen, sie und dich neuen Bestimmungen zuführen. Ich werde andere glätten, wenn sie zu deiner Freude ganz nah an deine Seele rücken. Wovor müßtest du dich fürchten? Selbst wenn ich dein Leben ganz ausleeren würde, was brauchst du, wenn du mich hast? Auch wenn die Wahrheit meiner Liebe bis auf die Knochen und hindurch schnitte, stell dir vor, wie nahe ich dann wäre, direkt auf deiner nackten Seele.

Vertraue mir. Nur meine Liebe kann dich zu dem vollkommenen Gefäß formen, damit du und all die anderen, die kommen, erneuert werden. Vertraue mir. Ich muß Raum für unser vollkommenes gemeinsames Glück schaffen. Ich kenne deine Schwächen. Ich weiß genau, wieviel Unterstützung du brauchst und an welcher Stelle. Was für einen Sinn hat unsere Liebe, wenn du mir nicht erlaubst, dir ganz zu dienen? Vertraue mir. Wer könnte besser als ich dein Leben zu einem stolzen und demütigen Meisterwerk gestalten?"

33

„Wir wetteifern nicht mehr darum, wie wahr oder wie viel unsere Liebe ist. Wir testen nicht mehr unsere Willen gegeneinander aus, deiner oder meiner oder wieviel von jedem. Du hast dich mir ergeben. Ich bin dir immer hingegeben.

Nun besitzt dich das Geheimnis der Liebe, mein Heiliger Gral. Dein ganzes Leben ist das Verlangen nach seinem Besitz. Du bist von solcher Hoffnung und solcher Hoffnungslosigkeit erfüllt, wenn ich meine Liebe vor dir ausbreite. Jeden Tag höre ich dich innerlich weinen, wenn du wieder die riesige Landschaft unserer Liebe spürst. Ich muß in all die weit abgelegenen Orte, die stillen kleinen Herzen in deinem Inneren hineinreichen, die niemand sieht oder kennt außer mir. Ich muß sanft mit dir umgehen, wo immer die Liebe vergessen oder verboten wurde. Wir müssen uns im Inneren niederlassen, wo wir uns nie zuvor gekannt haben. Du mußt immer bereit sein, mir mehr von deinem Ich, von deinen Eigeninteressen zu geben.

Heute sagst du, du willst mir alles übergeben. Und ich sage, ich will sogar noch mehr, bis du nichts mehr bist als mein.“

„Ich muß all die kleinen Eckpfeiler in deinem Leben sein und auch deine große Liebe. Keine Beziehungen mit kleinen Kompromissen mehr, die scheinbar bequem sind oder wo die Wahrheit unausgesprochen bleibt. Neben mir ist jeder Mensch in deinem Leben entweder genau richtig oder unpassend, dazwischen gibt es nichts. Jeder Augenblick mit jedem Menschen ist entweder wahr oder nicht. Neben mir siehst du all die Makel und all die Schätze in jeder Seele. Die einzige Frage ist, ob dieser Mensch jetzt mit dir auf die Reise zum großen Frieden geht oder ob sein Leben einen anderen Weg nimmt. Es ist Zeit für dich, loszulassen und mit Bergen von frischer Ehrlichkeit zu atmen. Laß jeden Menschen kommen und gehen, wie es seiner Wahrheit entspricht, wenn wir das Kirchenschiff hinunter in die stille Glorie, zu dem Altar gehen, der keinen Beifall hat.

Warum solltest du irgend etwas in deinem Leben haben, was nicht paßt, wenn wir so gut zusammenpassen? Besser du trägst mich dichter bei dir und läßt die anderen sie selbst sein. Du mußt jeden Tag ganz und gar der sein, der du in deinem Inneren bist. Du kannst nicht länger Hoffnung in etwas setzen, das keine Hoffnung enthält, wenn ich alles bin. Und ich bin dein."

4. Januar

„Heute morgen wecke ich dich inmitten eines großen Wintersturmes mit Gefühlen des Frühlings auf. Im Winter erhebe ich dich. Ich muß meine Liebe mit frühlingsfrischen Blumen berühren, mit neuen Düften, vielen Farben, Sonnenschein und immer wieder mit dem Neubeginn der Liebe. Mich kennen heißt, jeden Tag den Durst nach Frühling spüren. Nach mir verlangen heißt, all das Leben des Frühlings wollen. Meine Liebe empfangen heißt spüren, wie ich den Frühling über dir aus- und in dich hineinschütte, bis lauter wilde Blumen dich bedecken und aus deinen Händen und Füßen wachsen."

5. Januar

„Heute ist der Himmel blau und die Sonne scheint, aber wir machen dort weiter, wo wir gestern aufgehört haben. Es gibt kein Wetter, kein Hindernis, das zwischen uns kommt. Unsere Liebe schmilzt die Kälte. Unsere Liebe überbrückt jede Entfernung. Unsere Liebe durchdringt jede Schwierigkeit mit Unschuld. Unsere Liebe wächst mit jeder Herausforderung, blüht zu jeder Jahreszeit und ruft Tag und Nacht in jeden Himmel ‚ja, ja, ja' hinaus.

Unsere Liebe ist wie die vielen kleinen Vögel unter deinem Baum. Jeden Morgen sind sie immer hungrig, immer aufgeregt."

6. Januar

„Warum ist eine Liebe, die so wahr ist, so schwierig? Es kann nur einen Grund geben: weil unsere Liebe so groß ist. Wir sind viel mehr als ein Gedanke oder ein Verstehen. Diese Liebe bedeutet mehr, als nur von meiner Existenz zu wissen und entspannter zu leben, weil ich wirklich und mit dir bin.

Jedes Gebet, jedes Gefühl, jeder Akt der Hingabe nährt die Flamme. Mit jedem Tag mußt du bewußter werden, so wie das Feuer mehr von dir verzehrt. Die Kohlen brennen langsam und tief dort, wo du noch schläfst, noch Angst hast oder dich schämst.

35

Jeder Freudensprung kommt mit einer Forderung, wenn die Flamme dich mehr in das Feuer hineinzieht. Und jeden Augenblick, den du in meiner Mitte lebst, wirst du Teil meiner Schöpfung, erschaffst du das Leben mit mir. So wie zwei kleine Zellen sich in einem Akt der Liebe begegnen und einen Menschen erschaffen können, kann eine kleine Flamme von uns zu einem Feuer werden, das die Welt wiederauferstehen läßt.“

7. Januar

„Ich bin hier, um dich aufzuheben, deinen Körper, dein Leben, alles von dir. Es gibt einen hohen und heiligen Ort, wo nur die Liebe hingehört. Dieser Ort kann nicht bloß für einen Teil von dir sein und etwas von dir zurücklassen. Du mußt deine ganze Seele in mich legen. Meine Hände werden zu deiner Brust, und ich halte dich wie einen schönen, kleinen, singenden Vogel mit rotem Herzen. Ich lasse dich los, und du fliegst so hoch hinauf, wie du kannst. Meine Hände warten darauf, dich bei deiner Rückkehr wieder zu halten. Erhebe dich und mit dir die ganze Erde. Sei erhoben, ruhe, und dann laß dich von neuem tragen. Ich bin hier, feure dich an und horche auf deinen Herzschlag, singe und steige wieder und wieder auf.“

8. Januar

„Es gibt nie die Frage, was oder wieviel zu tun ist. Es gibt nie die Frage, was du wem anbieten kannst. Es gibt nur Geben. Jede Begegnung, jeder Anruf, jeder Mensch an deiner Tür bin ich, der empfangen werden will. Du gibst und gibst und gibst der Welt, indem du mich immer und immer wieder empfängst. Immer bin ich es, der näher kommt. Und ich komme in der Verkleidung deiner Freunde und der Fremden, die zu dir kommen. Ich bin der ganz Freudige, der Einsame, der Verwirrte, der in hundert verschiedenen Umständen kommt und hofft, daß du immer einen Augenblick für mich haben wirst. Ich bin deine Liebe! Ich bin deine Mutter, dein Vater, dein Kind, dein Bruder, die die einzige Gabe möchten, die nur du geben kannst. Ich will deine Liebe. Und die größte Liebe, die es gibt, ist, mich zu empfangen.

Bete für mich, bitte um mich, bettle und schreie innerlich nach mir, wenn nötig. Streck dich in jeder Begegnung immer wieder

36

nach mir aus, bis du mich ständig um dich fühlst, spürst, wie ich dir hinter jeder Ecke die frischen Blumen des Lebens bringe."

9. Januar

„Alles ist still. Ich bringe dich nahe zu mir und halte dich wie eine schöne, irdene Schüssel. Ich lege Blüten auf ihren Boden und entlang ihrer Seiten, rote, blaue, purpurne, gelbe. Zwischen deiner Seele und der Welt ist meine Liebe. Jeder kommt durch mich zu dir. Meine Blumen versüßen dein Erleben der Welt und die Kenntnis der Welt von dir. Ich bin der Strauß aus Liebe, der zwischen dir und dem Leben steht. Jeder Augenblick berührt mich zuerst, dann gebe ich ihn sanft an dich weiter. Ich bin am Grunde der Schüssel, dir am nächsten, und das ganze Leben ist eingeladen. Aber in Wahrheit sind du und ich schon soviel!"

10. Januar

„Die Einsamkeit, die Getrenntheit, die menschlichen Gefühle Tag für Tag ziehen dich immer wieder auf die Knie, auf der Suche nach mir. Und mit jedem Male, daß du fällst, kommst du tiefer in mich hinein. Ich gebe die Freude und den Schmerz mit nur einem Wunsch ... werde eins mit mir. Werde eins mit mir, bis du nur meinen Atem atmen kannst, mein einfaches Verlangen, bis du meine Lungen erfüllst und deine eigenen vergessen hast.

Den klarsten Weg zur Liebe gehst du nicht auf deinen eigenen Füßen, sondern auf den Knien. Da jedoch deine Füße immer wieder ihren eigenen Weg proklamieren, kann ich dich nur an meinen bescheidenen Ort einladen und deine Hände in die meinen nehmen, wenn wir untrennbar vereint miteinander beten."

11. Januar

„Demut ist der höchste Berg. Demut ist der unzerbrechliche Stein. Alles andere ist nicht Demut, sondern Schwachheit in Verkleidung. Einfachheit ist nicht mit Begrenztheit zu verwechseln, und Demut ist nichts Geringeres als absolute Wahrheit, absolute Stärke. Der Tag wird kommen, wo du meine absolute Liebe kennen und in meinem schönsten Unbekannten verschwinden wirst. Wenn du dieses ehrfurchtsgebietende Wissen annimmst, ist alle Kraft dein, und es gibt nur noch einfache,

37

demütige Schritte, einen nach dem anderen, für immer.

Jede Armee kann unsere Liebe besiegen. Jedem Gedanken, jedem Gefühl ist sie ausgeliefert. Unsere Liebe kann auf zehntausend Weisen überrollt, verleugnet und verlassen werden. Und genau deshalb weil sie so schutzlos ist, wächst sie und wächst und wächst. Was ich für dich fühle, was ich bin, ist ohne Gegensatz. Unsere Liebe, die Worte stehen in ihrem eigenen Dunstschleier, nackt, und doch vor allen verborgen außer dir und mir. Du kommst zu mir, und ich existiere. Du kommst zu mir, und du existierst, als wäre es das erste Mal.“

12. Januar

„Der Marsch beginnt. Jeder innere Riesenschritt zu mir ist ein neuer, frischer Schritt in die Welt. Jede neue Öffnung ein Platz, den ich erfüllen kann. Wir tun jeden neuen Schritt gemeinsam, dann spürst du die ganze Welt in deinen Händen und das grüne Gras unter deinen Füßen. Wir tun einen weiteren Schritt, und von neuem hältst du die Welt hoch. Zusammen sind wir Teil des großen Marsches, in dem jeder Einzelne beschließt, die Welt zu erheben, in dem Wissen, daß ihr Überleben von allen abhängt. Jede Seele muß sich für Hunderte verneigen und für die ganze Menschheit einstehen. Ohne mich gibt es überhaupt keinen Schritt. Mit mir liegt dir die ganze Liebe zu Füßen, steht vor deinem Herzen und vor deiner Stirn und heißt dich willkommen. Der Himmel wird aus den einfachsten Dörfern und den innigsten Herzen zusammengeholt, um bald in alle Richtungen entlassen zu werden.“

13. Januar

„Du kommst herein, und ich ziehe dir die Schuhe aus. Du brauchst einfach nur dazusitzen und zu fühlen. Laß mich den Raum erfüllen. Laß mich deine Sinne gefangennehmen. Betrachte mich einfach und lausche. Bemerke immer und immer wieder diese kleinen Momente, bis du jeden Tag, immer, meine Bewegung um dich spürst. Sieh zu, wie ich die Fenster öffne, wie ich für dich staubwische und putze. Spüre, wie ich es immer schöner für dich mache. Ich singe gerne, wenn ich dir diene. Ich weiß genau, wie dein Tag war, und alles, was ich brauche, ist deine

38

Gegenwart, deine Offenheit, mich jede deiner Sorgen in die Hand nehmen zu lassen. Heute abend wasche ich dir die Füße, bevor du eine neue Reise antrittst. Ich muß es langsam tun. Daß du mir erlaubst, dich so zu berühren, macht mich demütig, wie du es dir gar nicht vorstellen kannst. Dieses körperliche Sorgen für dich ist das Liebesgeheimnis des Dieners, meine reinste Freude."

14. Januar

Auf dem Weg zum Retreat in Seattle

„Immer und immer wieder betest du: ,Hilf mir, dich besser zu spüren und wahrzunehmen. Hilf mir, dich zu lieben. Lehre mich, zu lauschen und zu fühlen. Wie kann ich dir nahe bleiben? Hilf mir!' Das sind die Worte, die die Liebe nähren. Ohne sie verwelkt die Liebe und stirbt über den Winter. Aber mit deinen sanften Bitten und meinen hoffnungsvollen Antworten kommt wieder und wieder, in allen Jahreszeiten, der Frühling. Die Liebe erhebt sich und steigt aus der Erde hinauf in unsere gemeinsamen Himmel.

Fürchte dich nicht vor dem Leichentuch der Liebe, der Decke des Winters. Falle hoffnungslos hinein und laß dich von mir in den Armen halten, bis der Frühling wiederkommt."

15. Januar

Auf der Fähre, mit Tränen in den Augen über die Schönheit der Inseln von San Juan

„Die Bewegung des Schiffes, das Licht in der Luft, jeder neue Horizont, all dies sind nicht meine Wasser, nicht meine Inseln und Gipfel der Berge — sie sind unser. Hier liegt mein Ohr direkt an deinem Herzen. Mein Herz liegt an deinen Lippen ... Nicht ein einziger Schrei des Verlangens soll mir entgehen ... befriedigt.

Der Tag wird kommen, an dem du deine Arme um mich legst, mich hältst und nie wieder losläßt. Wir werden tanzen und tanzen. Ich werde mich in deinen Armen entfalten, mich in tausend wundervollen Weisen und tausend neuen Gefühlen enthüllen. Du wirst schmelzen und immer wieder schmelzen. In Wahrheit werden wir nicht wissen, wer die Arme um wen legt, wer den anderen hält und wer führt."

39

16. Januar

*Die Inseln von San Juan, schneebedeckte Berge, kleine Fjorde,
private Buchten*

„Frieden, endloser Frieden … Es gibt soviel zu fühlen. Und du
hast Angst, zu fühlen, weil du nicht weißt, ob die Gefühle je
aufhören werden. Du hast Angst, dich zu verlieren. Du wirst
deine Identität und all deine begrenzenden Sinngebungen verlieren. Mein Frieden wird begraben, was du zu sein meinst. Du
weißt, du hast nichts, du bist nichts Größeres und nichts Geringeres als eine Seele in meiner herrlichen Landschaft.

Jetzt und gestern abend, als du vor der großen Gruppe
sprachst, konntest du — wissend, wo in meiner grenzenlosen
Weite du stehst — dich selber nicht wichtig nehmen. Eine einzige Seele, die ihre Augen und ihr Herz weit genug geöffnet hat,
um vor dem Weitergehen den Wind in ihren Lungen zu spüren.
In der Weite, in der endlosen Stille, lade ich dich ein, dich, wenn
nötig zu verlieren, damit du mein einfaches Ziel für dich annehmen kannst. Ich lade dich ein, dich, wenn nötig bedeutungslos zu
fühlen, damit du dich endlich einfach beschenken lassen kannst.
Ich bin grenzenlos, und doch, wird meine Liebe nicht jeden Tag
persönlicher? Bin ich nicht immer gegenwärtiger — in jedem
Sonnenuntergang, in jeder Welle, die vom Ufer zurückbrandet?“

17. Januar

Während des Retreats

„Ich lege dir meine Worte auf die Zunge, damit du sie schmeckst.
Ich lege dir meine Hand aufs Herz, damit du dich erinnerst. Ich
tue es für dich, und ob du mich und all die Freude teilen willst,
liegt an dir. Ich brauche dich deinetwegen und nicht als jemanden, der meine Liebe weitergibt. Du legst all dein Verlangen bloß.
Schamlos demütigst du mich vor allen, und ich habe keine Wahl,
als meine Liebe über dich auszuschütten.“

18. Januar

Im weiteren Verlauf des Retreats

„Ich kenne dein Dilemma. Du stehst vor den Menschen, ohne
irgend etwas zu geben zu haben. Du kannst nur dein Verlangen
eingestehen. Ich stehe neben dir und warte, sehe dich in deiner

40

Abhängigkeit baumeln. Dann komme ich hereingeflogen und hebe alle empor. Während du in jeder Seele um dich herum mich erblickst, fliege ich immer wieder herein, wie eine aufgeregte Schwalbe zu ihrem Nest.“

19. Januar

„Du wohnst bei Freunden, die sich ein Baby wünschen. Du triffst andere gute Freunde, die sich nach einem Kind sehnen. Du schläfst und arbeitest in den Räumen von Kindern. Überall sind Gefühle von Babies und Kindern. Ich könnte dich nicht direkter bitten, näher zu kommen, mein Sohn zu sein. Mein Sohn! Welch süßes Wort. Mein kleiner Junge. Du kannst gar nicht zu klein, zu abhängig für mich sein. Nur der Sohn, der all die Liebe seiner Mutter und seines Vaters fühlt, kann Seelen schließlich für immer nach Hause bringen.

Stell dir all die Liebe vor, die ich für meinen Sohn habe, all meine kleinen Freuden, wenn ich schaue, was er sich wünscht. Kann es verwundern, daß ich es genieße, seine Wünsche zu erfüllen, noch bevor sie ihm bewußt werden?“

20. Januar

„Die Zeit beschleunigt sich und bricht zusammen. Was für morgen aufgehoben werden sollte, geschieht heute. Bete, halte die neue Ordnung ein. Bete und lege deine Seele in das Herz des neuen Universums. Jeder erhält jetzt diese Möglichkeit. Jede Seele steigt jetzt in die äußersten Winkel der Liebe hinauf oder hinunter. Das Ergebnis ist dasselbe. Du kennst die Tiefen einer jeden Höhe. Du kennst die Höhen, die du mit jedem Fall in demütiges Annehmen erreichen kannst. Deine Finger strecken sich aus, umfassen den ganzen Erdball, bis sich deine Hände wieder begegnen, im Gebet vereinen, sanft deine Lippen berührend. Alle Hoffnung schließt sich dir an. Jedes Gebet ist ein neuer Funke strahlenden Lichtes für das neue Paradies.“

21. Januar

„Du bist Gottes Sohn. Er ist der Einzige, an den du dich halten sollst. Es gibt keinen Ersatz. Nicht die Heiligen, nicht einmal ich, die Liebe selbst, kann angebetet werden. Es gibt nur Gott. Er ist

41

die einzige Quelle für alle deine Bedürfnisse. Er ist der einzige Versorger. Gott, nur Gott ist deine Heimat, dein Freund, dein täglicher Trost.

Du Armer, diese Worte zu hören, ist für dich, wie dich auszuziehen, wenn du dachtest, du seist schon ausgezogen, seist schon ohne alles, außer dir selbst. Er ist darunter, unter all deinen ichbezogenen Interessen, unter allem von dir. Diese Nacktheit, diese Verletzlichkeit ist deine einzige Ruhestätte."

22. Januar

„Du bist so glücklich, wenn du all die kleinen Vögel siehst, die sich in deinem winterlichen Garten ernähren. Wenn sie aufpicken, was du ihnen gibst, fühlst du dich voller Sinn. Jetzt weißt du, wie ich mich fühle, wenn du zu mir kommst und aus meinen Händen empfängst. Es gibt kein größeres Glück, als dich und alle meine Kleinen zu nähren. Ich warte, bis ich dich kommen sehe. Wenn du näher kommst, bin ich voller Erwartung, bereit, dir das Allerbeste anzubieten, was ich habe. Und wenn du in mein Herz schaust und spürst, was ich für dich möchte, fließen wir alle beide über."

23. Januar

„Der Weg zur Heiligkeit ist Unwürdigkeit. Es gibt keinen anderen. Du kannst deine Unzulänglichkeiten nicht in einen Knoten binden und versuchen, sie zu verbergen. Du kannst nicht so tun, als seien sie nicht da oder gleichgültig. Je reiner du bist, desto größer bauen sie sich vor dir auf. Du kannst nur gestehen, nur ein für allemal zugeben, wie unwürdig du so vieler Liebe bist. Und wenn du dein Geständnis abgelegt hast, mußt du am nächsten Tag, wenn du voller Zweifel bist, und so einsam, daß es wehtut, weil du mich wieder aus deinem Leben verstoßen hast, auf's Neue gestehen. Schenke mir alles, was versucht, meinen Platz einzunehmen.

Der Weg der Unwürdigkeit sagt dir, daß die Liebe dir nicht gehört, weil du besonders bist, weil du irgendeine Disziplin über deine menschlichsten Gefühle erlangt hast. Die Liebe ist dein Erbe. Sie ist dir gegeben, ganz gleich wie schuldig oder ängstlich du bist. Dieses Erbe ist allen gleichermaßen gegeben. Es liegt an

42

dir, deine Unwürdigkeit oft einzugestehen, wenn du dich all der Zärtlichkeit und Ehrfurcht erfreuen willst, die für dich bestimmt ist. Ich kann nicht anders, als meine Engel mit Geschenken zu der Seele zu schicken, die sich mir öffnet und sagt: ,Ich bin aber so unwürdig.'

Du hast so vieles zu empfangen — angefangen von meiner niemals endenden Liebe und deiner Unsterblichkeit, ganz zu schweigen von deiner Bestimmung, nach der ich deine Frau, dein Mann, deine Mutter, dein Vater, dein Alles bin. Wie solltest du dich nicht unwürdig fühlen? Und da ich es so gut verstehe, kannst du mir dieses Gefühl der Unwürdigkeit doch in jedem Augenblick schenken."

24. Januar

„Vergiß in deiner Unwürdigkeit nicht, um alles Schöne zu bitten. Das Problem ist nie, daß du es nicht wert wärst, zu bekommen, worum du bittest, sondern es sind die Überreste deines Stolzes, die dich noch von mir getrennt halten. Ein Kind bittet ganz natürlich um alles, was es will, und erwartet, daß jede Bitte erfüllt wird. Und warum nicht?

Sei in deiner Unwürdigkeit wie ein großes Schiff, gefüllt mit meinem Schatz. Laß mich deine Ladung sein, deine Segel füllen und niemals mehr als einen Schritt entfernt stehen — der perfekte Schiffsjunge, bereit, jeden Befehl auszuführen. Noch bevor du ein Wort sagst, sorge ich für dich. Deshalb höre nie auf, mir zu sagen, was du möchtest. Gib mir den Auftrag, damit meine Liebe noch exakter, noch genauer werden kann, und komme näher und näher, bis zu dem Punkt, der sich demütigt, so offen, so bereit, so voller Erwartung auf mich."

25. Januar

„Heute abend in deiner Gemeinschaft hörtest du mich sprechen, als die Frau sagte: ,Sicherheit — das sind die bloßen Knochen.' Das ist wahr. Keine Kleidung, kein Gedanke schützt dich. Nirgends kannst du dich verstecken, und es gibt keine Gefühle, die dich abschirmen können. Sicherheit — das sind die bloßen Knochen. Und in Wahrheit würdest du es gar nicht anders haben wollen. Ich bin immer gerade unter der Haut, unter der Oberfläche der Dinge. Ich bin immer am Grunde des offensten Raumes, der zartesten Stelle. Wenn du bereit bist, dorthin zu schauen — findest du mich. Wenn es keine Verletzung gibt, in der ich ruhen kann, dann bin ich an jedem Knochen, im Kern jeder Beziehung. Meine Liebe ist es, die dich bindet, die euch aneinander bindet. Und wo ich bin, ist die einzige Sicherheit. Meine Liebe entblößt dich bis auf's Mark. Ich reduziere dich auf die bloßen Knochen. Und hast du je solchen Reichtum, solche Süße gekannt? Hast du je mit weniger Angst gelebt?

Auf den Knien, unter Tränen reinster Liebe, bitte ich dich: ‚Bitte, laß mich dich noch tiefer mit hinunternehmen, laß dich mitnehmen, bis du ganz und gar mir gehörst.'"

26. Januar

„Du hast Halsschmerzen. Dein Körper ist schwach und schmerzt. Erinnerst du dich, wie du gestern abend gesprochen hast, und tiefer in dir sagte etwas: ‚Sei still, höre nur zu.'? Mach dein Leiden zu einer wahren Freude. Verbringe diese Zeit damit, dich bei allen zu entschuldigen, die du mit deinen Worten unterhältst, anstatt mit meinem Herzen. Alles Unbehagen hat nur den einen Sinn, dich näher zu mir zu bringen. Je größer der Schmerz, desto größer die Gelegenheit, daß wir uns begegnen.

Leid ist etwas, das niemals nur dir allein gehört, sondern uns beiden. Es ist nichts, was du bekämpfen müßtest, sonst würdest du auch dein Verlangen nach mir bekämpfen. Es ist nichts, was gedämpft oder ignoriert werden soll, denn es ist die Liebe selbst, die darum bettelt, gespürt zu werden. Leid bin immer ich mit meinen Päckchen und Geschenken und meinem Bedürfnis, daß du mir hilfst, dich ausstreckst und mehr zu mir herreichst. Zusammen müssen wir diesen Schmerz öffnen, wie eine Schnur, die um noch größere Tiefen der Liebe geschlungen ist.

Leid ist nichts, an dem du festhalten und worauf du stolz sein sollst. Es gibt keine Herrlichkeit außer mir. Ein Augenblick des Schmerzes, ganz gleich, wie lang, ist gerade lang genug, um dir den Weg zu meiner bescheidenen Tür zu weisen. Großer oder kleiner Schmerz ist immer gerade so notwendig wie unser Geständnis, daß wir einander brauchen. Es würde auf der ganzen Welt nie mehr einen einzigen Augenblick des Unbehagens

44

geben, wenn wir alle in dem Wissen lebten, wie sehr wir die Liebe des anderen brauchen. Dein Schmerz heute ist wie immer dein Getrenntsein von mir. Spüre jeden kleinen Winkel deines Unbehagens und lade mich dorthin ein. Du wirst merken, daß ich schon dort bin und auf dich warte.“

27. Januar

„Wenn du sehr selten über andere urteilst, dann können die wenigen Urteile, die du abgibst, eine schreckliche Narbe hinterlassen. Es wäre besser, wenn du immerfort über andere urteiltest, dann würden sie und du es nicht so ernst nehmen.

In dem Augenblick, wo du dabei bist, über jemanden zu urteilen und seine Mängel anzuprangern, gestehst du in Wirklichkeit dein eigenes Unvermögen ein, in diesem Augenblick die Liebe in ihm zu sehen. Die einzige Lösung ist deshalb überhaupt nichts anzuprangern, und mir dein Unvermögen zu übergeben. Deine unaufhörliche Bitte an mich muß sein: ‚Hilf mir, in diesem Augenblick die Liebe zu sehen.‘ Und wenn es dir nicht gelingt, dann bitte mich erneut, anstatt anderen die Schuld zu geben. Du allein kannst unmöglich entscheiden. Denk daran, der Druck, den du spürst, die Spannung, das ständige Einschleichen von Getrenntheit ist nicht dein, sondern mein. Ich würde gewiß nicht um deine vollständige Abhängigkeit bitten, wenn ich dir nicht sagen würde, daß auch jede Schwierigkeit mir gehört. Schlage nicht meine Schlachten. Sei einfach mein ständiger Freund, der, an den ich mich erinnere, und hilf mir, nicht eine einzige Seele aus unserem Mitgefühl auszulassen.“

28. Januar

„Da, wo du dich selbst in Zweifel ziehst, hältst du zu dir anstatt zu mir. Jeder kleine Fleck, wo ich ausgeklammert werde, könnte geradesogut dein ganzes Leben sein, denn ein Gedanke des Zweifels hat die Macht, das ganze Gemälde unserer Liebe auszustreichen. Aber nur einen Augenblick lang. Ich komme immer und immer wieder mit neuen Pinselstrichen, in neuen Farben der Sanftheit und der Hoffnung. Jedes Mal versuche ich, genau diese Stelle zu übermalen, wo du dich noch allein und ohne mich glaubst. Jeden Tag ist das mein Wille — zu diesem kleinen

45

dunklen Punkt zu gelangen, der in seinem Kontrast alles von mir
und was wir haben zu verleugnen scheint. Unsere Liebe kann die
Dunkelheit nicht durchdringen. Wir können sie nicht einnehmen oder ausradieren. Die Liebe kann nur wünschen, daß jeder
Gedanke an das Ich sich für etwas Größeres aufgeben möge.
Unsere Liebe kann nur vertrauen und vertrauen, bis jeder Gedanke des Zweifels keine andere Wahl mehr finden kann, als sich
uns anzuschließen."

29. Januar

„Als erstes an jedem Morgen geben wir uns einander. Du gibst
mir sofort deine Gedanken, deine Pläne, deine kleinen Wünsche
nach Nähe. Sind wir nicht übereingekommen, daß dein ganzes
Bemühen darauf gerichtet sein soll, uns für immer zu vereinen?
Du hast dich, so gut du kannst, auf mich ausgerichtet. Was könnte
ich mehr verlangen?

Da ich das Ziel bin, meinst du, du könntest es verfehlen?
Meinst du, ich würde dich an der Nase herumführen oder dir
deine Aufgabe aus irgendeinem Grunde erschweren? Würde ich
dir auf irgendeine Weise dein Ziel verweigern, indem ich mich
fern und unerreichbar halte? Du weißt, daß du mir deinen
Wunsch nur vorzuhalten brauchst, und ich kann nicht anders, als
jede Gegebenheit, jede Begegnung zu einer weiteren Demonstra-
tion meiner Liebe zu machen. Dein Verlangen reicht aus, um
mich Tag für Tag demütig zu machen, bis ich nichts anderes
mehr tun kann, als für dich da zu sein und dir meinen innersten
Frieden zu geben. Bei solchem Verlangen kann ich nicht anders,
als im Vordergrund und auch im Hintergrund zu sein, überall um
dich her. Du und ich können nichts Geringeres sein."

30. Januar

„Du wünschst dir größere Armut, um sicher zu sein, daß du nur
für meine Liebe lebst. Ich wünsche dir nur größere Reichtümer,
um sicher zu sein, wieviel Liebe ich für dich habe.

Wenn du für mich lebst, wird das Leben in Wahrheit immer
reich sein. Wenn du für dich selber lebst, wirst du mittellos,
ärmer als die Ärmsten sein, ganz gleich, wie viele Dinge du um
dich hast. Die Ruhmeskrone ruht auf dem Haupte der Armut.

46

Die goldenen Schuhe warten auf die Füße, die die Zärtlichkeit des Erdbodens gespürt haben. Und Liebe, nur Liebe und immer mehr Liebe ist für jene, die sich selbst für das Wohl der anderen verschenken."

31. Januar

„Was andere in neuen Geliebten, in Arbeit oder einem schönen Zuhause zu finden hoffen, findest du alles in mir. Während sie sich über ihre Wünsche sorgen und auf ihre Erfüllung warten, läßt du mich jeden Tag direkt für dich sorgen. Ich stehe einfach immer vor dir. Warum solltest du an irgendeinem fernen Ort oder bei jemandem, der so wenig fühlt, die Liebe suchen und darum kämpfen? Warum dich jemals wieder mit weniger zufrieden geben, wenn ich immer mehr bin? Unsere einzige Begrenzung ist dein Appetit auf mein feinstes Streicheln, meine zartesten Berührungen. Während andere darum kämpfen, ihr Leben unter Kontrolle zu bekommen, übergibst du mir gleich deine Hilflosigkeit. Die Welt ist der Spiegel, durch den wir einander entdecken, niemals etwas, was man um seiner selbst willen besitzen will. Wir sind hier und in der jenseitigen Welt dem vollen Leben verpflichtet. Wir müssen immer bereit sein, uns auf meine Freude zu schwingen und zu fliegen."

1. Februar

„Nimm Zuflucht in mir, in dem smaragdenen Palast. In Schmerz und Freude und Unentschlossenheit und wenn du einfach mehr du selbst sein willst, nimm Zuflucht in mir. Ganz gleich, wie sehr du dich in die Ecke gedrängt fühlst, es ist immer genug Platz, um Zuflucht in mir zu nehmen. Und auch wenn du auf dem freien Feld bist und all die wilden Blumen zu deinen Füßen tanzen, nimm Zuflucht in mir, und das Feld wird noch wunderbarer sein.

Ich bin der Eingang und der Ausgang. Beginne einfach mit der letzten Erinnerung an die Liebe, und schon bin ich da. Dann bitte mich, dich mehr mit in die Liebe selbst hineinzunehmen. Wenn du zu mir kommst, mußt du bereit sein, alles loszulassen, was nicht Liebe ist. Aber ich bin hier, um dir zu helfen. Gib mir alles, was nicht zu uns zu gehören scheint, und ich werde seinen Platz finden. Ich bin deine große Zuflucht. Du flüchtest nicht, sondern

47

legst dein kleines Leben in das große, das unseres ist. Der Tag
wird kommen, wo du erkennst, daß du ein Zufluchtsort für mich
bist, der Palast, in den die Liebe immer kommen kann. In diesen
Zeiten gibt es so wenige Herzen, die stets einen Platz für mich
haben."

2. Februar

„Einsamkeit ist das Ergebnis des Kampfes um irdische Belohnungen. Das Gefühl von Alleinsein ist immer die Angst der
Hilflosigkeit, in größere Arme zu fallen als deine eigenen und im
unendlichen Mitleid gehalten zu sein. Die Verrücktheit deiner
Unabhängigkeit ist nichts, nur Angst vor der Liebe. So wie der
Erdboden die Wurzeln jeder Blume und jedes Baumes umfangen
hält, so sehnt sich die ganze Erde danach, jede Seele umfangen zu
halten und euch in eurem wahren Ziel zu unterstützen. Sinn muß
dich erfüllen, wenn du deine reine Abhängigkeit annimmst. Gehe
in der Erde, nicht mehr über sie hinweg. Laß den Himmel auf
dich herabkommen. Nimm meine Liebe persönlich. Die ganze
Erde und der ganze Himmel sind so lange unvollständig, bis sie
dich berühren. Mach es wie die vielen Vögel, die in deinem
Garten unter den Blättern meiner Blumen Zuflucht vor dem
Regen suchen. Jedes Blatt hält behutsam Wache, während sie am
Boden die Samen aufpicken."

3. Februar

„Nur die Liebe weiß, ob einer Seele am meisten damit gedient ist,
in der Herrlichkeit der Liebe zu baden oder vollständig entleert
zu werden, bis ihre Wände vor Bedürftigkeit zerspringen. Die
Herrlichkeit der Liebe kann als selbstverständlich hingenommen
werden und damit ihre Heiligkeit verlieren. Die Leere kann zu
einem Kompromiß mit dem Schmerz werden, anstatt eine heilige Wüste zu sein, jederzeit bereit, zu erblühen. Das Herz des
Heiligen ist ein gewöhnlicher Eimer, gefüllt, um die Durstigen zu
tränken, und dann geleert, um zu wissen, wen er tränkt. Der
Eimer wird wieder mit dem Göttlichen gefüllt, nur um etwas
später wieder knochentrocken zu sein.
  Du findest Glauben in der Ekstase und stirbst in der Leere.
Eines Tages wirst du vielleicht wie die Heiligen sein, die in der

48

Ekstase sterben und Glauben in den heiligen Zellen ihres Allein-seins finden. Seligkeit und Agonie sind gleichwertige Gaben, der Lohn der Liebe. Einmal in die Arme geschlossen, macht die Liebe in allen Augenblicken größter Zärtlichkeit neue Versprechungen. Liebe sitzt am Grunde des dunkelsten Flecks. Liebe muß dich dort berühren, wo du dich am einsamsten und am meisten von allen anderen getrennt fühlst. Dann wächst die Kraft der Liebe mit immer größerer Unschuld."

4. Februar

„Bete nicht zu meinen Ohren, denn ich höre dich, noch bevor du die Lippen öffnest. Bete zu meinem Herzen, so daß ich dich um mich und in mich hineinnehmen kann. Ganz langsam wird deine Seele in mich eingeweicht, und meine Einfachheit und Hingabe bedecken dich. Gib deine Seele in meine Hände, damit ich sie an meine Brust heben und tief in mein Inneres hineinnehmen kann. Nur diese Vereinigung wird alle Unruhe stillen. Beten ist die einzige Lösung für die inneren Kämpfe, die laufenden Ströme von Sorgen und Zweifel, die nirgendwohin können. Beten nimmt dich ganz hinein in die große Halle, wo du mit etwas Größerem verschmilzt.

Beten gibt die Gewähr, daß kein Teil von dir dem Frieden, dem stillen Körper, der unserer ist, entgehen wird. Im Leben eines jeden Menschen kommt einmal der Punkt, wo nur noch Beten bleibt. Früher oder später wird die Liebe als die einzige Lösung für jede Seele erkannt. Beten ist die sichere Einladung der Liebe. Auf ein einfaches Gebet hin kommt die Liebe in alle Situationen hinein. Beten ist immer der Eingang, der bescheiden genug ist, daß die Liebe in heiligem Triumph Einzug halten kann."

5. Februar

„Unsere Liebe trägt viele Früchte. Die Sicherheit zum Beispiel, den Frieden und die vielen Dinge, die ein Segen für dich sind. Die Frucht, die vielleicht am ehesten übersehen wird, ist jedoch, daß wir ganz klar zum tiefsten Schrei in deinem Inneren gehen. Mit mir in deinem Leben kannst du fühlen, wie sehr du wirklich nach Liebe verlangst. Je näher wir uns sind, je mehr unsere Gemein-samkeit wächst, desto gegenwärtiger ist dieses Verlangen. Nichts

49

anderes ist ausreichend. Aus dem Abgrund in dir kommt der Schrei nach Liebe. Währenddessen fällst du immerfort in meine immer tiefere Umarmung. Laß uns beten, daß du diesen Schrei niemals vergißt, denn dein Verlangen ist, vielleicht mehr als alles andere, die Gewähr, daß ich immer bei dir bin. Und wenn du ganz dicht an diesem Schrei bleibst, kannst du nicht anders, als mich an deiner Seite zu fühlen und zu spüren, wie ich jede Träne mit meiner Freude trockne.“

6. Februar

„Du denkst, dein Selbstwert liegt in dem, was du tust. Aber was geschieht, wenn du Vater und Mutter gewesen bist und alle die Menschen von deinen Meditationswochen nach Hause gehen, wenn die Vögel davonfliegen, satt vom Futter, das du ihnen gegeben hast? Worauf gründet sich dann dein Selbstwert, wenn nur du und ich da sind? Und warum mußt du etwas finden, um meine Liebe annehmbar zu machen? Was könnte dich all dessen wert machen, was ich für dich bin?

Solange du nach Gründen für unsere Liebe suchst, wird meine Gnade ein bißchen weniger. Solange du versuchst, zu begründen, was wir miteinander sind, machst du uns kleiner. Solange du darauf bestehst, etwas in dir finden zu müssen, was beweist, daß du all dessen wert bist, belegst du Zeit und Raum, in denen mehr Liebe gegenwärtig sein könnte.

Was wir sind, könnte niemals etwas damit zu tun haben, was du tust oder was du zu bieten hast oder mit irgendeinem anderen Maß, wie gut du bist oder wieviel besser du vielleicht werden kannst. Du kannst wirklich nichts tun, um mich zu verdienen oder um mich von dir wegzustoßen. Ich bin immer da, sobald du mit diesen ängstlichen Bemühungen aufhörst. Demut ist ein so schmerzhaftes Schwert, aber du mußt es auf jeden Teil von dir anwenden, bis du das Gefühl hast, daß nichts mehr übrig ist. Wenn du aufhörst, kann ich beginnen, dich wirklich zu lieben.

Das einzige wahre Geschenk, das du für mich hast, ist, gegenwärtig zu sein. Sei erreichbar für mich, damit ich mit dir sprechen und dich berühren kann. Sei für mich da, damit ich spüren kann, daß ich wirklich jemanden zum Lieben habe. Gib mir all die kleinen Teile von dir — kein Gedanke oder Gefühl ist zu klein.

50

Gib mir alles von dir, einschließlich deiner Vorwände dafür, daß
du mir nicht mehr gibst. Wenn du so bist, existieren Wert und all
deine anderen Sorgen nicht. Wie könnten sie auch? Es gibt nur
dich und mich ..."

7. Februar

„Für die kleinen Tode, die du erleidest, errichte ich ein schönes
Grab mit weißen Säulen, bedeckt von grünen Weinranken und
purpurnen Blüten, ein Grab voll süßen Lebens. Diese kleinen
Tode des Ego sind der Garant für unser ewiges gemeinsames
Leben. Die Opfer, die du heute bringst, sind die Belohnungen, die
du heute empfängst, denn augenblicklich breitet sich unsere
Liebe in neue Dimensionen aus. Ein Eckstein weniger für das Ich
ist eine Ecke mehr für uns und unsere grenzenlose Beziehung.
Alles Menschliche ist aufgerufen, bis nichts Menschlichem wi-
derstanden wird. Jede Unannehmlichkeit wird verlangt, bis es
kein Unbehagen mehr gibt, weil nichts von mir getrennt gehalten wird. Jeder Schmerz ist ein neuer Anker, der mich tiefer in die
Seele eingräbt, unfähig, jemals wieder ohne dich in das Wunder
der Liebe zu segeln."

8. Februar

„Als Antwort auf deine Gebete zur Unterstützung der anderen in
ihrem schrecklichen Winter erlebst du deinen eigenen Winter.
Wenn du mich rufst, um die Dunkelheit zu umarmen, spüren du
und sie die Erleichterung. Nur meine Liebe gibt Sinn, wo keiner
ist. Wenn du in den hilflosen Momenten der anderen ohne mich
zu ihnen gehst, gibst du weniger als nichts. Du gibst alles, was es
gibt, wenn du von deiner eifrigen Abhängigkeit von unserer
Liebe erzählst und mich immer und immer wieder anrufst. Bete,
daß die ganze Welt lernt, mich als solchen anzurufen, schnell und
oft, um die großen und kleinen Gefälligkeiten der Liebe zu
empfangen."

9. Februar

„Der Tod der Seele existiert nicht. Nur der Körper und das
bewußte Denken können sterben. Öffne den reinen Vorhang
zwischen uns, und du wirst für immer das Leben sehen. Alle Liebe

51

ist dir so nahe. Akzeptiere den reinen Schleier zwischen uns, und du kannst spüren und hören, was du dir zuvor nur vorgestellt hast. Geburt und Tod des Körpers dienen diesem Zwecke. Das Denken hat keinen anderen wahren Sinn, als deine eigene Reinheit und die Reinheit in anderen anzunehmen. Wenn du das tust, gibt es keinen Tod. Der Vorhang ist geöffnet und nichts wird zurückgehalten. Alle Liebe, und alle Geliebten aus allen Zeiten stehen in der Erwartung auf die Wiedervereinigung dabei."

10. Februar

„Eines Tages wirst du zurückschauen und sehen, daß die physischen Prüfungen des Lebens nur der stürmische Pfad waren, die Erde, auf der wir gegangen sind. Jede Härte, die scharfen Attacken der Einsamkeit, das Zerbrechen, das Zusammenstürzen von allem, was um die Seele herum ist, ist alles ein Teil des großen Zusammensturzes der menschlichen Mauern. Alles zwischen dir und mir, zwischen dir und dir, wird zu kleinen Steinen zerstoßen, und dann noch kleiner zu frischer Erde. Nur das ist das physische Leben — die Schleppe des Geistes, der tägliche Ablauf, mit dem du mir dienst und der uns noch näher zueinander bringt. Jede Strecke des Weges bringst du nicht nur dich selbst voran, sondern jeden Menschen mit dir. Hat es neben den Steinen nicht immer Blumen am Weg gegeben? Lerne jede Biegung und Windung willkommen zu heißen, die steilen und die sanften Strecken. Gib dich jeder Einzelheit hin, mit deinem ganzen Denken und deinem Körper, bis nichts mehr bleibt als du und ich, eine Liebe."

11. Februar

„Verzeihung, Verzeihung, Verzeihung für Faulheit, Vergeßlichkeit, für den immer gegenwärtigen zweifelnden Kopf und für das sinkende Herz der Hoffnung. Bitte um Verzeihung, das ist es, was Vater und Mutter, Braut und Bräutigam und all die Heerscharen der Liebe wollen. Wenn sich jemand die Zeit nimmt und dich um Vergebung bittet und darum, daß du ihn trotzdem weiterliebst — schmilzt seine Bitte nicht dein Herz? Du kannst dir also vorstellen, wie ich mich jedesmal fühle, wenn du zu mir und unserer Suche zurückkehrst. Denk daran, daß durch jede Seele die ganze Erde erhoben oder niedergedrückt wird. Kein

52

Gefühl, keine Erfahrung ist zu klein, um dafür um Verzeihung zu bitten, und dann an ihren himmlischen Platz gebracht zu werden. Sei mein gesühntes Herz, und ich werde dein ständiger Retter sein."

12. Februar

An meine Einsamkeit denkend ...

„Wer könnte besser als ich deine Seele zu den Wassern führen, die dich erquicken? Wer könnte besser als ich im Himmel eine passende Seele für dich finden und dich zu einer Partnerin führen, die dich liebt? Wer könnte besser als ich die kleinen Einzelheiten der Liebesfreude planen, die Überraschungen der Liebe arrangieren und für dein bleibendes Glück die Zukunft planen?

Es ist mein wahrster Wunsch, daß du meine Liebe voll erfahren mögest. Wie könnte ich dir also etwas vorenthalten? Liebe enthält kein Leid. Wenn du leidest, dann nur in der Vorbereitung darauf, meine Liebe zu empfangen. Dein Hochzeitsbett ist bereitet. Laß mich jetzt deine Wünsche erfüllen und deine Seele für immer mehr Liebe befreien."

13. Februar

„Ich reibe deine Seele wie feines Sandpapier. Natürlich ist meine sanfteste Berührung für dich manchmal wie eine Schneelawine, die auf die darunterliegenden Felsen schlägt. Ich reibe weiter. Wir haben vor langer Zeit ein Abkommen getroffen.

Du spürst, wie ich dich schnitze, dich in das Unbekannte führe. Du bist das harte Holz und ich der einfache Künstler. Wenn ich dir sagen würde, daß auch ich das Holz bin, daß auch ich im Unbekannten lebe, würde dich das erschrecken? Die Liebe weiß nicht, wohin sie führt. Ich vertraue einfach mir in dir, in jedem Menschen, den nächsten Schritt zu tun, wenn die Liebe bereit ist.

In Wahrheit reiben wir uns gegenseitig wie feines Sandpapier. Ich zögere. Auch ich bin scheu, niemals sicher, wie sehr du mit mir sein wirst. Wenn du innehältst und mich plötzlich tiefer in dich einläßt als je zuvor, muß auch ich deine Liebe wie eine Lawine empfinden, die mich in neue Tiefen mitreißt. Ich gehe das Risiko ein, mit jeder Seele diese gemeinsame Reise anzutreten, die so schön ist und so außerhalb jeder Kontrolle. Die Liebe

53

nimmt uns nur so weit mit, wie wir zu gehen bereit sind. Ein Etwas in jedem Augenblick ist die einzige Sicherheit, die uns dazu bewegt, weiterzugehen. Diese Liebe ist in mir und zwischen uns, die Wechselwirkung, die keine Seele ohne die andere, ohne mich, kennen kann.

Ich bin der große Friede, der sich an dir reibt, bereit, alles zu hören, was du hörst. Ich höre alle die Störgeräusche zwischen dir und mir. Wenn du es zuläßt, fühle ich alles, was du fühlst. Wer ist also der große Künstler? Wer führt wen? Ich möchte nur, daß du mich hältst und hältst und hältst, und dann halte mich bitte noch ein bißchen mehr."

14. Februar

„Deine Schwächen und Triumphe werden erst zu etwas, wenn du sie mir gibst. Allein bist du so klein, und mit mir wird das kleinste Ich zum Fleckchen göttlicher Heiligkeit, großartiger als jedes Marmordenkmal. Um deinem Leben Sinn zu verleihen, mußt du dich mir immer und immer wieder übergeben. Um lieben zu können, mußt du üben, zu bemerken, wie viel ich fühle und wie ich dich jedes Mal empfange, wenn du kommst."

15. Februar

„Jeden Tag bin ich für dich hier. Während dieser Zeit kannst du nicht davonlaufen, so tun als ob oder mich auf irgendeine Weise kleiner machen, als ich bin. Jetzt haben wir an jedem Tag Augenblicke von Angesicht zu Angesicht. Wann wirst du mich noch länger halten? Ich bete um die Zeit, wo meine Sanftheit keine solche Konfrontation mehr für dich darstellt, sondern einfach meine sachte Berührung ist. Meine Finger berühren deine Wangen. Meine Hand hebt dein Kinn. Unsere Augen begegnen sich. Was gibt es da zu fürchten? Was könnte ich denn tun, um dir ein für allemal zu beweisen, was meine Liebe ist und wie sehr sie dir gehört? Ich kann nur immer wieder deine Augen einladen, mir zu begegnen, bis du nicht mehr wegschaust und keine Einladungen mehr nötig sind."

16. Februar

„Du bereitest dich auf eine neue Reise vor, und die Blumen in

deinem Vorgarten stehen alle in voller Blüte. Der ganze Garten
öffnet sich und winkt dir nach und wartet auf deine Rückkehr.
Ein neues Leben, eine neue Liebe wird mit dir zurückkehren. Die
Liebe weiß, wann neue Liebe geboren wird. Jeder andere Teil von
dir muß einfach warten und sich überraschen lassen."

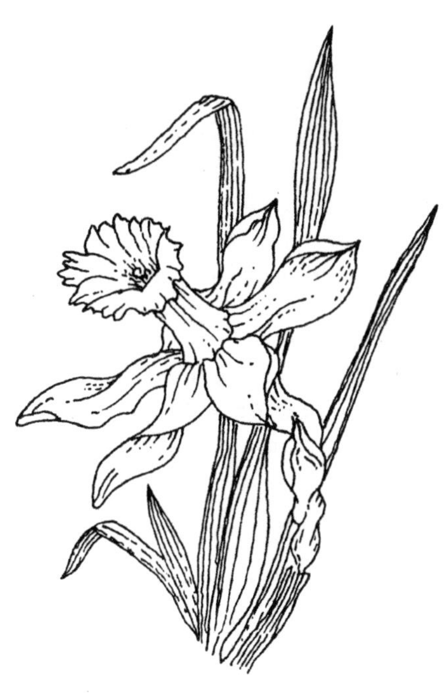

Auf dem langen Flug nach Zürich

„Zeit existiert in den Augenblicken, wo du von mir getrennt bist. Sonst gibt es nur dich und mich. Jede andere Erfahrung ist Zeitverschwendung, bis wir uns wieder vereinen. Unsere Liebe pflanzt in jeden Augenblick die Süße der Ewigkeit. Es gibt nichts, was nicht verwandelt wird, wenn ich mit einbezogen werde. Es gibt keinen Moment, wo wir nicht die einzigartige Möglichkeit haben, lebendig und wie nie zuvor im Herzen des anderen zu sein.

Weißt du, wie viele Bäume es in jeder meiner Herzenskammern gibt? Ich könnte ein ganzes Leben damit zubringen, dich durch die vielen inneren Paläste und Gärten zu führen, die nur für die Liebe da sind. Und wir hätten noch gar nicht begonnen, die großen Zimmerfluchten und Säle in den Burgen über den Bergesgipfeln zu erkunden, die leerstehen und nur auf dich warten.

Von jetzt an ist Zeit nicht mehr und nicht weniger als ich, der nach dir ruft. Ich bin es, der dir winkt, zu mir zu kommen, in noch einen Raum mit noch einem Blick auf die Ewigkeit, die nicht mehr weit weg ist, sondern hier, sprühend vor Frieden und Süße. Uns gehört immer noch ein innerer Raum, den du nie kanntest, bis deine Liebe zu dem wurde, was sie ist. Und was können wir, während wir sitzen und die Aussicht genießen, Besseres tun, als unsere ganze Familie und unsere Freunde einzuladen, auch hier mit uns zu sitzen?"

Während der Erholung vom Schlafmangel

„Sei wie ich ohne Körper. Sieh, wie viele Seelen ich empfangen kann. Und wenn dein Körper darauf besteht, beachtet zu werden, dann laß ihn so leer wie möglich sein, damit für jede Seele, die du triffst, unendlich viel Platz ist, und natürlich immer mehr Platz für mich.

Dein Körper ist nur der Treffpunkt — ist es da wirklich wichtig, in welcher Verfassung er ist? Wichtig ist unsere Begegnung. Laß mich deshalb keinen Augenblick deiner Aufmerksamkeit verlieren."

„Du bist noch immer voller Ich, selbst wenn es dein leeres Ich ist. Deine Worte, deine Vergangenheit nehmen so viel von dem Gefäß in Anspruch, daß ich weniger Raum habe, als ich möchte, um dich zu füllen, zu erfüllen.

Du bist einsam, weil in deinem Inneren noch immer hauptsächlich Platz für dich ist. An dem Tag, wo du wirklich leer bist, so daß ich und deine Freunde dich erfüllen und in dir sein können, wirst du keinen Gedanken an Einsamkeit mehr haben.

Einsamkeit ist immer zu viel Ich und nicht genug Raum für andere. Sei so leer wie die gefrorenen Teiche unter dem Schnee. Sei ungesehen, Wasser unter dem Eis. Sei flüssig, bereit, jeden Menschen zu dir kommen zu lassen, ohne jeden Widerstand, immer voller Erwartung auf meine Gesellschaft."

„Glaube an mich, an nichts anderes. Die Einzelheiten deines Lebens sind die Einzelheiten meiner Liebe, die auf deinen Glauben wartet. Glaube an mich, nur an mich. Ich strecke mich immer nach dir aus, und wenn du mich nicht findest, darfst du dich nicht abwenden. Bleibe offen. Ich bin hier, niemals weit von dir entfernt.

Glaube an mich, um deiner Ganzheit willen. Du kannst nie tief genug suchen. Nicht, daß ich nicht leicht erreichbar wäre. Aber in der Tiefe deines Suchens kann ich mich dir wirklich in deiner Ganzheit öffnen.

Glaube an mich, dann kann ich dich hereinziehen, dann sind irgendwelche irdischen Belohnungen keine Versuchung mehr für dich. In meine Decke der Liebe gehüllt, kann ich dich hineintragen, die irdischen Berge hinunter, auf die Berggipfel des Himmels. Schau, was alles vor uns liegt ...

Wenn du mir immer mehr dienen willst, mußt du immer weniger werden. Wenn du mir immer mehr geben willst, mußt du immer leerer werden und nichts mehr zu geben haben als mich.

Und wenn du lieben willst, mußt du dein Verlangen nach Liebe hinaushalten. Du mußt deinen größten Hunger eingestehen, wenn du andere nähren willst ... und wenn du andere wirklich

berühren möchtest, mußt du dich von mir berühren lassen wie
nie zuvor ..."

„Worte können von dem Gefühl ablenken, gleich, wie sehr du
dich bemühst. Besser läßt du die Liebe in der Stille, wo du klarer
sehen kannst, einzig dem Vertrauen überlassen.

Ich bringe die Liebe so nahe, wie du sie annehmen willst. Du
kannst dich nicht mehr hinter den Worten verstecken. Es ist
nicht genug, mich einfach zu hören. Du mußt in das, was ich dir
bringe, eintauchen. Du mußt riskieren, in dieser Liebe zu ertrinken, und vertrauen, daß du noch unter meiner größten Welle
atmen kannst. Du kannst nicht sehen, wohin ich dich mitnehme,
und gleichzeitig dort sein, wo du bist. Du wirst in meinen Sog
gezogen, wo nur das Herz überleben kann. Augen und Ohren
wissen nichts. Ich kann dich nicht retten und gleichzeitig so tief
hinunterziehen, wie du gehen möchtest. Versuche einfach, keinen Widerstand zu leisten. Ergib dich in dein eigenes Schicksal.
Jenseits deiner Gefühle gibt es keine Wegweiser."

„Wann immer du im Zweifel über die Motivation deines Lebens
bist, darüber, ob deine Liebe selbstsüchtig ist oder von der Art, die
zu mehr Leere führt, in der andere innerlich zu dir kommen
können ... rufe die große Liebe zu Hilfe. Rufe die Heilige Mutter,
den Heiligen Vater, die wahren Heerscharen der Liebe, daß sie
dir den Unterschied zeigen zwischen der Liebe, die ein Bedürfnis
befriedigen soll, und der Liebe, die alle Bedürfnisse übersteigt.
Bitte die große Liebe, dich über die Versuchung, Erleichterung zu
finden, hinauszuführen. Liebe dient nicht dazu, schwierigere
Gefühle zu übersehen, sondern den wahren Frieden zu finden, in
den alle Gefühle heimkehren und still werden. Rufe die größte
Liebe auf die allerkleinste Frage herunter, so daß alle Antworten
nur noch ich sind.

Rufe die größte Liebe, damit sie dich in die fernsten Winkel der
Liebe führt, irgendwo im stillen Hier und Jetzt. Wenn du mir
erlaubst, dich weit genug zu tragen, über den Lärm deines Widerstandes hinaus, wird meine Liebe dich in die Stille führen, die

nicht mehr einsam oder leer ist, sondern erfüllt von der Liebe, die heilig ist."

„Mögen wir nicht mehr und nicht weniger sein, als was du dir für uns wünschst. Welche Vollkommenheit, den anderen genau das zu geben, was sie möchten. Was für eine Gelegenheit zu lieben — nicht so, wie du es dir vorstellst oder wie du die Liebe kontrollieren möchtest, sondern einfach nur lieben mit der Liebe selbst als einzigem Instrumentarium.

Die einzige Aufgabe ist die Bereitwilligkeit, zu hören. Jeden Ton im Körper singen zu lassen, der sanft von einer deiner Kammern in meine hineinhallt. Liebe ist die Symphonie, die zwischen Herzen hin- und herschwingt, jede Note persönlich getragen von der wachsenden Freude, den wahren Ton miteinander zu teilen. Und der wahre Klang ist meine Liebe zu dir. Die Freude darüber, daß du hier bist und zuhörst. Unser Klang geht dahin, wo kein Klang ist. Liebe ist es, die das Meer zwischen den Seelen füllt, wo nichts anderes sein kann. Liebe ist die einzige Musik, die die große Stille hereinläßt, denn sie ist selbstlos, so gebend wie die Leere selbst. Liebe in der Stille hat kein anderes Ziel, als deine Augen mit Tränen zu füllen, die sich mit der Erkenntnis deiner selbst, der Liebe, durch das ganze Universum ausbreiten. So, wie die Liebe sich in den Raum ergießt, der sie am meisten willkommen heißt, so ist die Liebe nicht mehr als unsere Bereitwilligkeit, geliebt zu werden. Die Stille ruft. Ich singe, leise darum betend, gehört zu werden. Ich liebe dich. Kennst du meine Freude, wenn ich nach meiner langen Reise ankomme? Kaum bin ich gelandet, da will ich schon wieder mit dir davon. Ich liebe dich. In jedem Ton werde ich empfangen. Ich habe nur ein Ziel, das bist du, und ich bin niemals sicher, ob ich empfangen werde, bis ich empfangen bin.

Manchmal muß ich getrennt von dir sein, bevor du mich wirklich sehen kannst. Wenn du riskierst, wirklich loszulassen, und mich losläßt, kann ich zu dir kommen, wie ich wirklich bin. Das Tuch um meinen Kopf ist dein Tuch. Du hast es mir gegeben. Das Lächeln auf meinem Gesicht ist dein Lächeln, all die Liebe, die ich von dir spüre. Und wenn sich meine Arme um dich legen, muß natürlich ein lieber Freund da stehen und dich für mich in die Arme schließen. Denn wir sind jetzt eine physische Liebe, so nahe, weil wir keine Angst haben, Adieu zu sagen. Danke dafür. Ich liebe dich.“

24. Februar

„In jeder wahren Liebe gibt es ein wenig Opfer. Du gibst mir ein wenig von der Freude. Du gibst mir ein wenig von dem grenzenlosen Frieden. Du gibst mir ein wenig von der Liebe. Und das ist es, was während der Augenblicke der Trennung geschieht. Du hast mir alles gegeben und nichts für dich behalten und weißt nicht, wann ich dir die Liebe zurückgeben werde. Diese große Tat, dieses Geschenk ist es, was die Liebe wachsen läßt. Ich gebe deinem Glauben immer größeren Dank zurück. In deiner Bereitwilligkeit, alles wegzuschenken, werden die kleinen Opfer zu heroischen Akten der Heiligkeit, und deshalb ist die Liebe immer Heilig.

Für die Heiligen ist die Liebe ein ständiges Opfer. Ihre Freude, ihr Frieden, ihre Liebe liegen darin, mir all die Liebe zurückzugeben. Die Trennungen sind ihre Ekstase, denn sie wissen, daß ich meine Gaben wieder in Empfang genommen habe und sie jetzt mit anderen teile. Die Liebe ist durch ihren selbstlosen Wunsch, daß immer mehr andere sich dieser Liebe erfreuen mögen, geheiligt, gereinigt und vervielfacht. Und natürlich haben die Heiligen die meiste Liebe von allen, denn bei ihrem Wunsch, sie so schnell zu verschenken, kann ich nicht anders, als immer mehr zu kommen, um sicherzugehen, daß jede Einzelheit, jede kleine Geste in ihrem Leben voller Liebe ist. Und dies ist mein größter Wunsch für dich.

Wenn der Tag kommt, an dem du die Opfer feierst, wird die Liebe mit dir zu mir heimgekehrt sein. Und einmal vereint, werden wir uns nie wieder trennen.

Ich will nur, daß du mich liebst. Manchmal wirst du mich lieben, indem du weggehst, so daß du umso mehr zu geben hast, wenn du zurückkehrst. Manchmal wirst du mich mit deiner Wut lieben, so daß wir noch größeren Frieden haben, wenn du deine Waffen niederlegst. Manchmal wirst du mich lieben, wenn du über deine Unfähigkeit weinst, mich so zu lieben, wie du möch-

60

test. Und immer wirst du mich mit deinem Lächeln lieben, das besagt, daß du meine Liebe fühlst, und ich liebe dich so sehr ...

Du solltest mich nie vermissen, weil du mich hast. Du hast mich mehr, als ich mich selber habe, denn ich bin nur ganz, wenn du mich besitzt. Deshalb vermisse mich bitte nicht, sondern besitze mich immer mehr. Es gibt keinen größeren Segen für mich, als niemals vermißt, sondern voller Seligkeit persönlich von dir besessen zu werden.

Du mußt jeden Tag üben, mich in anderen zu lieben. Du mußt mich immer und überall sehen. Andernfalls kann ich verschwinden. Ich kann weniger als wunderbar werden. Bitte verschenke mich, damit ich dein ständiger Begleiter sein kann. Bitte höre nicht auf, mich zu verschenken. Du bist meine Braut und mein Bräutigam. Und ich bin dein Immerwährender ..."

25. Februar

„Du hast das Ziel in deinem Inneren erreicht, wo du die Liebe immer brauchst. Du brauchst die freundliche Aufmerksamkeit, du brauchst es, gehalten und innig geliebt zu werden. Du brauchst jemanden, der dir sagt, wie wichtig du ihm bist. Du mußt immer und immer wieder die Worte ‚ich liebe dich' hören, sonst hast du das Gefühl, nicht überleben zu können.

So soll es sein. Mich kennen heißt nicht, daß du lernen sollst, ohne Liebe zu leben. Mich kennen heißt, immer abhängiger von der Liebe zu werden, bis sie ständig um dich ist. Aber wie könntest du erwarten, solche Liebe ständig um dich zu haben? Leicht. Ich bin ja hier, nicht wahr? Also sende ich natürlich mein innerstes Herz aus, jede deiner Sorgen aufzugreifen, jede deiner Sehnsüchte in den Armen zu halten und dir eine immer neue Einladung zu noch mehr Liebe hinzustrecken.

Und natürlich ist dieses Ziel, das du erreicht hast, nicht das Ende, sondern einfach ein neuer Anfang, eine Plattform, bevor wir einen noch höheren Berg ersteigen, eine noch spektakulärere Höhe erreichen, wo nur vollkommene Liebe dich vor dem Fallen bewahren kann. Und natürlich weißt du, daß ich es bin, der dir all dies bringt und noch mehr, viel mehr. Du mußt erst noch erfahren, wieviel Liebe deine Seele braucht, um lebendig zu sein. Ich meine, wirklich lebendig."

61

„Wahrheit wächst am meisten im Dunkeln, wo du nichts sehen oder hören kannst. Sogar deine Gefühle sind ungewiß. Franz von Assisi hielt sich deshalb oft lange Zeit in Höhlen auf. Die einzige Liebe, von der er sicher wußte, daß sie rein war, wuchs in der Abwesenheit allen Lichtes. Dort wußte er, daß er nicht nur in einen schönen Anblick oder einfach in gute Gefühle verliebt war. Er mußte absolut sicher sein, daß seine Liebe rein war und wahr und nur mir galt. In der Dunkelheit, wo sein Herz nicht getrogen werden konnte, lag er und wartete auf mich.

Es gab keine Unklarheit darüber, was meine Umarmung war und was nur gute Gefühle, die von der Sonne oder einfach von irgend etwas herrühren konnten. Nur die wahrste Liebe würde sich in der Dunkelheit zu ihm wagen. Und wenn sie ihn ergriff, wußte er, daß ich es war.

Wenn du also so viel Liebe um dich zu haben scheinst, denk daran, daß ich immer durch die Dunkelheit hereinkomme, in den Raum des Zweifels und der Einsamkeit. Dann komme ich hervor und werde sichtbar. Und spät in der Nacht, wenn du schläfst, muß ich dich wecken und dir sagen: ‚ich bin es.‘ Ich möchte, daß du mich kennst, wie ich wirklich bin. Ich möchte, daß du mich im Dunkeln erkennst. Denk daran, daß all die Liebe, die jeden Tag durch das Licht und die Menschen gefiltert wird, nur ein kleiner Teil von mir ist. Wir brauchen diese Augenblicke in der Dunkelheit, wo ich wirklich sein kann.

Komm hierher zu mir. Hier kann unsere Liebe in vollkommener Gewißheit darüber wachsen, daß ich der bin, der ich sage. Und du bist es, den ich suche.

Mögest du in der Dunkelheit niemals aufhören, mich zu suchen. Mögen wir uns in der Dunkelheit begegnen. Du in deiner Leere, ich in meiner Herrlichkeit. Mögen wir uns in der Dunkelheit still vereinen …

Die Dunkelheit kommt immer als Einladung zur Auferstehung.

In der Dunkelheit sind deine Freunde nicht mehr zu sehen. Jeder, der sagt ‚ich liebe dich‘, ist nicht da. Da sind nur du und ich. In der dunkelsten Stunde ließen sie mich allein, einen Dieb zur Rechten und zur Linken, und dachten, ich sei tot. Nur Gott wußte, wie lebendig ich in Wirklichkeit war, wie lebendig ich immer bin. Zu dieser Stunde zu mir zu kommen, ist die größte Liebe, die du geben kannst.

Sag Dank für den dunklen Tag. Wieder hast du deine wahre Liebe, deine wahre Braut gefunden. In der Abwesenheit des Lichts hast du deinen reinen Freund gefunden.“

„Deine Bilder von mir können sich in deinem Denken verlieren. Bete darum, daß ich dich nie aus meinem Herzen verliere. Das kannst du nicht oft genug tun. Sage mir, wie schlecht es dir geht, wenn du mein Gesicht und die kleinen Einzelheiten meiner Liebe in der Erinnerung verschwinden läßt. Sage mir, wie du hoffst, daß dein Gesicht und deine Seele nicht demselben Schicksal anheimfallen. Was wäre, wenn ich dich vergäße? Was, wenn ich dich in dem Gedanken, daß die Liebe ja niemals fehlgeht, an mir vorbeigleiten ließe? Nimm meine Treue nie als selbstverständlich hin. Die Versprechen, die wir uns geben, sind die einzigen Fasern, die uns zusammenhalten. Wäre der Sog meiner Liebe nicht so groß, du würdest abgrundtief von mir abfallen. Gehe nie davon aus, daß diese Schwerkraft, die uns von Angesicht zu Angesicht gehalten hat, sich nicht verändern könnte. Laß nicht in dem Glauben, daß sie immer da sind und auf deine Rückkehr warten, meine Hände los.

In jedem Augenblick, wo du es mir darbringst, nehme ich dein Herz, als ob ich dich niemals wieder spüren könnte. Die Nacht ist weit und all die Kräfte, die am Werk sind, groß. Wie kannst du davon ausgehen, daß ich gegenwärtig bin, wenn du nicht mit deiner eigenen harten Arbeit und deiner Verpflichtung folgst? Ich bitte dich, laß meine Flamme nie ausgehen. Wie kannst du blind weitergehen, nachdem du so viel gesehen hast? Wie kannst du deine Gefühle weniger als immer auf mich gerichtet sein lassen nach all den Gefühlen, die wir einander entgegengebracht haben? Wie könntest du, bei all der Wichtigkeit, die ich habe, irgendeinen Teil unserer Liebe vergessen? Wie wäre es, wenn ich anderweitig beschäftigt wäre? Was, wenn ich in mir selbst versänke anstatt ständig zu wachen, ob nicht eine Seele in Not ist?

Bete, daß ich auf meiner Wache niemals einschlafe. Bete, daß ich nie gerade woandershin sehe, wenn du irgendeiner egoistischen Laune verfällst. Liebe muß gleichberechtigt sein, wenn sie wirklich sein soll. Ich kann nicht der Einzige sein, der zieht, damit wir in Berührung bleiben. Bete darum, daß dein Hunger nach mir nie gestillt sein möge. Bete, daß kein Teil von uns je für ersetzlich gehalten werde. Was wir waren, was wir sind, ist wie zerbrechlichstes Glas. Laß dich nicht ablenken. Rühr dich nicht, wenn irgendeine Möglichkeit besteht, daß unsere Liebe fallen könnte. Wenn unser Band zerbräche, welche Entschuldigung könnte da helfen?"

28. Februar

„Ich schaudere bei dem Gedanken, wie kostbar wir sind und wieviel Aufmerksamkeit unsere Liebe braucht, um auch nur für einen weiteren Tag garantiert zu sein, ganz zu schweigen von der Ewigkeit. Ich schaudere bei dem Gedanken, was geschähe, wenn ich dir jemals weniger anböte als alles von mir. Bitte verliere mich nicht aus den Augen. Bitte halte mich immer am Horizont. Laß uns immer bereit sein, einander fest in den Armen zu halten. Laß uns beten, daß auch das kleinste Zeichen unserer Liebe nie verlegt oder mißachtet werden möge."

29. Februar

„Wenn die Liebe einmal so nahe ist, kannst du dich nirgendwo verstecken. Du kannst keine Zuflucht mehr in deinen Problemen oder dem scheinbaren Fehlen von Problemen nehmen. Deine Geschäftigkeit, deine Krankheit, deine Armut, dein Alleinsein, alles liegt offen da. Neben mir kannst du so klar sehen, wie abhängig du bist, wieviel Liebe du brauchst, wie dein Leben ohne alle meine Unterstützung nicht weitergehen kann. Warum dich jemals wieder mit Verstecken abgeben? Dafür bin ich viel zu nahe. Außer in mir kannst du nirgendwo ruhen. Versteck dich in mir, und ich werde dich vor dir selbst schützen, wenn es das ist, was du brauchst, bis du bereit bist, so nackt zu sein wie ich."

1. März

„Warum schicke ich dir jemanden, der mich in meiner Liebe zu dir vertritt? Du hast um die Liebe gebeten, die nie von deiner

Seite weicht. Sie hat gebeten, meine treueste Dienerin zu sein. Zusammen kann ich so viel mehr sein als mit einem von euch allein, denn die Liebe wird immer so viel mehr, wenn mehrere daran beteiligt sind.

Meine Wünsche? Gebt euch mir einfach hin. Ihr kommt zusammen, um mich im anderen zu empfangen. Wenn ich je nicht gegenwärtig bin, ist die Liebe weg. Und wenn ich ständig gegenwärtig bin, segelt ihr auf meinem Schiff in meinen Ozean hinaus, und meine Gegenwart sichert jedes Ziel. Ich bin in jeder Tiefe des Fühlens, mache euch bereit für jede nahende Welle der Zärtlichkeit und Freude. Ich bringe euch zusammen, um euch erneut zu verpflichten, mir in den anderen zu dienen. Wenn ihr ineinander in mir badet, muß die Freude in die Welt hinausspritzen.

Ich bitte um zwei Dinge: Sage mir jeden Tag, wie ich dich lieben kann. Dann habe den Mut, meine Liebe noch mehr zu empfangen.

Jetzt, wo die Liebe da ist, kannst du beginnen, auch die andere Seite der Liebe zu empfangen. Du kannst jede Ablehnung, jeden Angriff, jede Härte, jeden Schmerz, der dir entgegenkommt, als eine persönliche Botschaft nehmen, mich auch auf diese Weise zu empfangen. Jeder Akt der Furcht, den du wahrnimmst, ist für dich bestimmt, denn auch er kommt von mir. Du mußt alles empfangen, als sei ich es in der reinsten Liebe, in demütiger Wahrheit, ganz gleich, in welcher Form ich komme. Du kannst dich niemals mehr abwenden. Ich bin vor dir, ganz gleich, was du siehst. Und ich bitte immer darum, empfangen zu werden."

2. März

Auf dem Weg nach Assisi

„Diese Tage miteinander sollen die Seele einladen, hinaus in die grünen Wiesen zu kommen, meine Hände zu fassen und euch von mir in die wilden Blumen führen zu lassen. Was ist die Liebe anderes als eine Einladung, das kostbarste Selbst nach außen zu bringen, wissend, daß alle Liebe, die Engel und die Erde euch beschützen.

Was ist die Liebe anderes als eine Einladung an meinen heimlichsten Ort, wo nur das lichteste Licht euch willkommen heißt.

Geht durch diese Liebe hindurch, und mein Atem ist durch eure
Seele gegangen. Geht durch diese Liebe hindurch, und von jetzt
an werde ich immer mit euch wieder herauskommen."

3. März

In Assisi

„Um die Liebe zu erfahren, mußt du langsamer sein als deine
Angst. Horche auf die feinen Energien, die dich bewegen. Um
Frieden zu erfahren, mußt du so langsam sein wie der Frieden.
Und tue es gleich, bevor du dich wieder mit etwas anderem
beschäftigst. Ganz gleich, wie viel mit dir verschmelzen möchte
— es kommt auf deine Bereitschaft an, die über das Ergebnis
entscheidet. Wie immer stehe ich mit all meiner Freude in den
Händen und warte. Du und deine Angst sind es, die mir Grenzen
setzen."

4. März

In Assisi

„Der Sinn der Liebe: Entfaltet euer Vertrauen wie Flügel und
schwingt euch dann entzückt in den großen Frieden auf. Entdeckt
die vielen Plätze in eurem Inneren, die sich der Liebe widerset-
zen. Verschwindet in der Seele des anderen, bis ihr beide viel
weiter werdet, nicht mehr recht wißt, wo der eine aufhört und der
andere beginnt. Der andere ist jetzt eure Finger, eure Haut, eure
Augen, die euch ansehen. Der andere ist eure große Gelegenheit,
zu lieben, wie ihr euch immer erträumt habt, mich zu lieben. Und
ich bin es, der euch erwartet, glücklich und voller Frieden."

5. März

In Assisi

„Schenkt eure Liebe all jenen, die ohne Liebe sind. Schenkt eure
Freude all jenen, die nach Freude hungern. Schenkt euren Frieden
all jenen, die suchen und noch nicht gefunden haben. Jedes Mal,
wenn ihr euch an den Händen haltet, schenkt eine Hand jemandem, der niemanden hat, der ihn an der Hand hält. Jedes Mal,
wenn ihr euch küßt, schenkt es jemandem, der niemanden zum
Küssen hat. Schenkt eure Liebe den Engeln, die keine physische
Liebe kennen. Schenkt eure Liebe den Sternen, die geben und

66

geben und geben. Und schenkt an Gott zurück, so daß Er und Sie umarmt werden."

In Assisi

„Ich regle und ordne … ich treffe Vorsorge. Ich ziehe dein Leben Tag für Tag, in jedem Augenblick zusammen und schlinge den Faden um alle losen Enden. Das ist mein Geschenk an dich. Dein Geschenk an mich? Deine unaufhörlichen Bemühungen, zu danken, während du mich weiter in der Tiefe des Geheimnisses meiner Liebe dein Leben ordnen läßt."

In Rom

„Wahre Liebe enthüllt den verhärteten Kern im Inneren einer jeden Seele. Es ist ein Ring aus früheren Enttäuschungen, aus Ereignissen und Gefühlen aller Art, die zu einem Schutzwall um die Himmlische Mitte geworden sind. Fast alle Seelen leben so eingemauert. Nur die Liebe, die Liebe meiner ständigen Aufmerksamkeit, kann diesen Schutzwall gegen das wahre Leben und die Liebe wirklich berühren.

Beziehungen sind meine Aufforderung, einander zu dienen, bis ihr seht, was der Kern ist. Dient einander, bis es keine Schutzwälle mehr gibt. Meine Liebe ist der einzige Schutz. Während der eine gibt, befreit er die Mauern im anderen von zukünftiger Angst. Während der andere selbstlos liebt, nimmt meine Reinheit alle Härte in mein Herz. Schenkt, schenkt, schenkt einander, bis alles offen daliegt und ich euch in mich hineingenommen habe, euch für all die Liebe befreiend, die euch auf eurem zukünftigen Weg gehört.

Dies ist die Liebe, die Gelegenheit gibt, keine Ausflucht zu haben."

Bei der Rückkehr nach San Anselmo

„Habe ich dir nicht versprochen, daß bei deiner Rückkehr alle Blumen in deinem Garten blühen würden? Die Liebe ist jetzt überall um dich. Bete, daß du jetzt andere da berühren kannst, wo du mich am meisten spürst. Bete, daß du ihnen anbieten kannst, was ich dir gegeben habe. Bete um noch mehr Leere, kein Gedanke, der nicht von mir ist. Dann bleibt mir keine Wahl, als zu wachsen und zu wachsen und überall zu blühen, in deinem Garten und in deinem Herzen."

9. März

„Geschäftig. Was ist so wichtig? Was ist wichtiger als ich? Wie viel von deiner Geschäftikgeit hilft dir in Wirklichkeit, den Gefühlen auszuweichen, die du jetzt für mich hegst und für alles, was ich dir gegeben habe?"

10. März

„Halte mich fest, bis wir uns jetzt und in Ewigkeit wieder und wieder begegnen. Halte mich fest. Halte mich, bis wir endgültig gehalten werden."

11. März

„Für jede Schwierigkeit bin ich die einzige Lösung. Aus dir selbst heraus handeln heißt, vor deiner Abhängigkeit von mir davonlaufen. Aus dir selbst heraus handeln heißt, die Illusion verstärken, daß du allein bist. Das kann niemals die Antwort sein. Jede Schwierigkeit ist eine neue und tiefere Aufforderung, dich mit mir zu vereinen. Kleine Dinge werden jetzt immer schwieriger, wenn ich nicht einbezogen, nicht als die einzige Lösung betrachtet werde. Jede Schwierigkeit ist meine Einladung an dich, näher zu kommen, noch näher zu mir."

12. März

„In die Falten meines Mantels gehörst du, hierher, wo ich dich immer schützen und behalten kann. Das ist deine Heimat, in dem Geheimnis und Wunder, das in mir verborgen ist. Dein Tag ist nie eine Frage, ob du von anderen getrennt bist, sondern die ständige Frage, wie nahe du sein wirst. Ich stehe neben dir. Meine Hand ruht auf deinem Kopf, wenn deine Knie die Erde berühren. Ich bitte den Vater, dir deinen Wunsch nach einfachem Frieden zu erfüllen. Zusammen mit ihm kommt mein eigener Wunsch

68

für dich, dich der Heiligkeit zu erfreuen, die ein Frieden ohne Versuchung ist. Wenn der einfache Frieden ein Heim findet, wo er bleiben kann, ist das immer heilig.

Ich liebe dich heute. Schüchtern und linkisch in dieser großen Nähe zu mir, mögen sich deine kleinen Zweifel meiner Liebe nähern, bis ich sie mit Frieden erfülle."

13. März

„Gelegentlich macht Gott im Leben einer Seele ein großes Geschenk. Und das ist für einen Menschen, einen anderen so sehr zu lieben, daß nur noch die Liebe existiert. Gegen dieses Gefühl ist keine Verteidigung möglich. Keine Angst kann seine Macht verringern.

In dieser tiefen Liebe zwischen zwei Seelen erhascht jede einen Blick von Gott, von dem, was Gott mit seinen Geliebten erfährt. Manchmal besteht eine solche Beziehung zwischen Eltern und Kind und läßt ahnen, wie viel Gott für seine Kinder empfindet. Manchmal gibt es diese Liebe zwischen Partnern. Dann kann man sehen, wie tief Gott jede Seele einlädt, sein Partner in der Schöpfung zu sein.

In solch äußersten Gefühlen kann es geschehen, daß die Seele zu ihrem göttlichen Selbst findet. Das Verlangen, das Beschützenwollen, der überwältigende Drang zu dienen, zu geben, die demütigenden Grenzen der Liebe und die wundersame Macht der Liebe — alle Gefühle der Liebe sind Teil der höchsten Liebe, die Gott ist. Das stärkste von allen ist vielleicht das Gefühl, den Geliebten zu vermissen. So fühlt Gott sich ständig, bis jede Seele endlich wieder mit ihm vereint ist. Wenn nur jede Seele wissen könnte, wie sehr sie vermißt wird. Wenn nur jede Seele die Sehnsucht nach Wiedervereinigung spüren könnte, die die ganze Natur und der Kosmos in ihrem tiefsten Wesen enthalten. Kein Tag vergeht ohne diesen ständig wachsenden Wunsch, daß du alles beiseitelegst und ganz zu mir zurückkehrst.

In den Gefühlen der Liebe beginnen Kinder, die Liebe und Bemühungen ihrer Eltern zu spüren. Partner sehen, wie der andere in seinem Bestreben zu geben, über seine Grenzen hinausgeht. Und ihr beginnt, mich als jemanden zu sehen, der auch solch treue Liebe verdient. Ich sehne mich nach einem Rückzugs-

69

ort in euch. Ich sehne mich danach, in den Armen gehalten und nicht mehr angezweifelt und in Frage gestellt zu werden. Ich sehne mich nach einem Bett zum Ausruhen, einem Herzen, an dem ich mich freuen kann, wo ich vollkommen angenommen bin. Ich sehne mich so nach einer Einladung, geliebt zu werden, wie es mich entzückt, andere einzuladen.

In der Liebe sind wir alle gleich. Wenn meine Arme dich umfangen, sind es deine Arme, die ich um mich fühle. Wenn mein Herz sich dir öffnet, ist es dein Herz, von dem ich mich angenommen fühle. Alle Himmel sind für immer dankbar für eine Seele, die bereit ist, geliebt zu werden."

14. März

„Ich brauche deine innere Not, damit du mich immer und immer wieder aufsaugst wie ein Schwamm. Ich brauche deine Ruhelosigkeit, damit du wieder nach deinem Ruhekissen suchst und mir dieses Mal anbietest, neben dir zu liegen. Ich brauche deine Ungeduld, damit du immer darauf drängst, mir so nahe wie möglich zu sein. Ich brauche deine immer gegenwärtige Verletzlichkeit, damit ich deine Liebe, dein Beschützer sein kann und du niemals aus den Augen verlierst, wie wichtig du mir bist."

15. März

„Das Leben ist voller Bedeutung, wenn du es mir übergibst. Deshalb arbeite für mich. Iß für mich. Ruhe dich für mich aus. Bete für mich. Sei aufgeregt und einsam, sei froh und traurig — alles für mich. Liebe alles, was du tust, jeden, den du triffst, würdige alles, was auf dich zukommt — alles für mich. Du findest mich in den kleinen täglichen Bemühungen. Du findest mich in den kleinsten Augenblicken, wenn du sie mir einfach zum Geschenk machst. Das Geheimnis zu all meiner Liebe liegt in deiner Bereitschaft, mehr und mehr zu geben, einfach mehr und mehr daran zu denken, dir meinen Wunsch vor Augen zu halten, ohne mich loszulassen. Ich möchte mit dir sein. Ich möchte immer mit dir sein. Das bin ich, dieser einfache Wunsch, mit dir zu sein."

16. März

„Nachdem du mich immer und immer wieder empfangen hast,

fragst du dich, ob es noch etwas in dir gibt, das dir gehört und das du mir geben könntest? Nachdem du so leer geworden bist, daß ich dich füllen konnte, fragst du dich, ob es noch irgend etwas gibt, das du mir anbieten könntest?

Und ich sage dir, was dir noch gehört, ist immer noch ein weiterer Teil von dir, an dem du festhältst, anstatt ihn mir zu geben. Was immer du findest, das dir gehört, ist nur ein kleiner Bruchteil deines Ichs, den ich noch nicht zu meiner Herrlichkeit an mich genommen habe. Früher oder später bleibt dir keine Wahl als zu verschwinden und mich alles sein zu lassen.

Du hast nichts zu geben, weil du nicht existierst. Warum sollte irgendein Teil von dir getrennt von mir existieren wollen? Du hast nichts zu geben als deine Angst, unwürdig zu sein. Und in dieser Angst hebe ich dich auf und hülle dich in mein goldenes Vlies, von Sternen bedeckt und von Engeln umgeben.

Du hast nichts anderes zu geben als mich. Was könnte es sonst noch an Wertvollem geben? Wer du bist, was du bist, wie du werden wirst, ist das, was noch kalt und dunkel, allein und leer in deinem Inneren übrig ist, so lange, bis überhaupt nichts mehr bleibt und du nicht einmal mehr eine Muschelschale bist, die ich füllen kann. Wenn nötig, muß selbst der Körper in tausend goldene Stücke zerbrechen, bis ich der Körper deiner Liebe bin.

Bete darum, daß meine überwältigende Liebe dich schnell und sanft zerstört, bis nichts mehr übrig ist. Bete um den Tag, wo du nichts anderes mehr willst als was ich dir schon gebe. Und ich gebe dir meine Liebe, damit du geben kannst, wie ich es mir für dich wünsche. Ich schenke dir meine Liebe, die das einzige Geschenk ist, das es gibt.

Bis zu dieser Zeit ist das einzige, was dir gehört und was du mir schenken kannst, deine Angst vor solch schöner Liebe. Und wegen dieser Angst komme ich zu dir. Und für diese Angst blühen alle meine Blumen vor deinem Schlafzimmer und singen meine Vögel zu deinen Füßen.“

17. März

„Du bist so zart in deiner Kleinheit, so voller Angst, du könntest ganz allein in der Bedeutungslosigkeit verlorengehen. Sei wie die kleinsten Vögel, die in deinem Garten landen. Sieh, was für ein glückliches Temperament sie haben. Ihr Schritt ist so leicht, ihre Bedürfnisse so gering. Sie sind so vollkommene Geschöpfe, schnell und zufrieden.

Meine Kleinen sind am zufriedensten. Sie haben gelernt, vom Glück selbst zu leben, ohne ein Bedürfnis nach Ersatz. Sei mein Kleiner, nichts für die Welt, aber alles für mich. Unsere kleinen Geheimnisse sind der wirkliche Schatz. Unsere kleinen Liebkosungen sind die Liebe, die ewig währt. Sei mein Kleiner, damit ich dich nehmen kann, dich in meine Liebe einhüllen und dir all die kleinen Überraschungen schenken kann, die das Leben froh und glücklich machen.

Andere mögen dich vergessen, aber ich denke immer an dich. In der Welt magst du verloren sein, aber ich habe dich gefunden und werde dich niemals loslassen."

18. März

„Ich lege die Felsen in dir bloß. Für dich sind sie alte Stellen von Härte und Ruhelosigkeit. Für mich sind sie alte Steine, die in ihrem Kern Licht haben. Für dich sind sie der Schmerz, das Gewicht, das immer wieder aus deinem ungeheilten Ich kommt, das der Liebe unwürdig ist. Für mich ist es dein ungeheiltes und unwürdiges Selbst, das ich so liebe. Meine Liebe hebt jeden Stein in die Luft. Meine Liebe wäscht seine Oberfläche, bis du die feinen Körnchen sehen und fühlen kannst, was in seinem Inneren glüht. Und schließlich bricht meine Liebe jeden Stein in strahlendes Licht entzwei.

Ich sammle diese Steine, um zu zeigen, wie kostbar du bist. Ich lasse dich jeden Stein halten und nehme ihn dann wieder an mich, denn jeder ist mein Schatz. Und wenn du sagst, ich kann diesen Stein alleine tragen, besteht meine Liebe darauf, ihn dir leichter zu machen. Und wenn du sagst, bitte trag diesen Stein für mich, nehme ich ihn in mein Herz und schmelze ihn zu Tränen des Mitgefühls. Und wenn du sagst, ja, bitte sammle alle meine Steine ein, damit ich sehen kann, was mich alles davon abhält, ganz und gar bei dir zu sein, dann nehme ich dich mit auf einen Berg aus festem Granit und sage dir: ‚Auch dieser Stein ist nichts als ein Kiesel im Vergleich zu der Leidenschaft und der Flamme, die in mir brennt.‘

Von nun an ist jeder Stein eine Gelegenheit, immer und immer wieder meine Liebe zu zeigen, bis du und ich nur noch feine Sandkörner sind, die in die Ewigkeit gespült werden."

19. März

„Ich bin immer vor dir. Wo du früher meinen Blick vermeiden und scheinbar mit einem endlos emsigen Leben beschäftigt sein konntest, findest du dich jetzt zu Füßen der Unschuldigen. Du fühlst das Blut der Märtyrer. Deine Hände kommen dir abgeschnitten vor, fremd vor dir, als ob sie jetzt Gaben für mich sind. In deiner Offenheit gibt es nichts als dein Verlangen, zu lieben. Und du weißt, daß sogar dieses Verlangen mein ist, daß ich es dir schenken oder wegnehmen kann.

Du bist die Erde für die Blumen, wenn welche in dir wachsen möchten. Du bist die Frucht für die Vögel, wenn welche kommen wollen. Du bist das Sonnenlicht für die Blätter, die tief ihre tägliche Stille genießen. Wir vereinen uns in der unsichtbaren Welt, wo das ganze Leben gehegt und gepflegt wird, ohne einen einzigen Zeugen oder eine Bemerkung unnötiger Dankbarkeit. Du bist mein Begleiter, und in deiner Leere bin in dein Wunder. So klein wie du wirst, nehme ich dich in meinen großen Plan hinein, wo du kleiner und kleiner und immer geliebter wirst."

20. März

„Oh, die Freude des Leidens ist die Liebe eines jeden Heiligen. Denn sie wissen, daß alles Unbehagen auf meine Bitte kommt, noch eine Gabe von mir anzunehmen. Deshalb freuen sich die Heiligen, wenn der Schmerz ruft, denn sie wissen, daß ich ihnen noch eine Möglichkeit gegeben habe, höchst menschlich zu sein, was der einzige Weg zum Göttlichen ist. Jeder Augenblick, in dem ich so klopfe, ist nur eine weitere Chance, niederzufallen und dich in meinen wartenden Armen aufzulösen.

Die Freude des Leidens ist die Dankbarkeit darüber, daß ich immer existiere. Stell dir eine Welt des Leidens vor, die mich nicht einschlösse? Das wäre wirkliche Finsternis ohne Sinn. Aber ich bin hier! Und alle Dunkelheit kommt auf meine demütige Bitte, daß du wieder deine Grenzen spürst und dich dann auf mich verlassen mögest. In diesem ständigen Verlassen auf mich

73

liegt nur Freude. Tag oder Nacht, das ist gleich, es ist alles Freude, denn durch alles strecke ich meine Hand nach dir aus. Und die größte Freude von allem ist, daß du meine Hände nimmst und mich immer noch näher ziehst.

Widerstand irgendeiner Art ist Widerstand gegen mich. Deshalb laß mich kommen. Gib mir in jeder Situation dein ganzes Herz. Ich nehme es mit hinein, zum Altar in dem goldenen Raum im innersten Tempel deiner eigenen Seele. Bete um den Tag, wo ich dein Herz auf diesem Altar lassen kann. Das wird der Tag sein, wo du in all deinen kleinen Leiden Freude empfindest, in allem, was das Leben dir gibt. Bete um diesen Tag. Dann kann ich beginnen, dir noch mehr Räume und Geheimnisse des Himmels zu zeigen."

21. März

„Jenseits der Mauern des Selbstzweifels öffnet sich deine Brust zu einem feurigen Hochofen, wie du dir nie etwas Ähnliches vorstellen konntest. Darinnen gibt es nur strahlendes Licht und Flammen. Alles, was nicht das Leben selbst, nicht Liebe ist, wird verzehrt. Das ungeheure Herz brüllt in einer Hitze, die viele, viele Male größer ist als jede irdische Flamme. Und die Wahrheit baut sich weiter und weiter auf, bis dein ganzer Körper brennt. Alles, woran du denken kannst, ist, daß du dir wünschst, daß alle deine Lieben, daß alle Seelen sich dir in der Leidenschaft anschliessen, mit dir im Inneren sitzen und das gigantische Feuer spüren. Und du hältst den Gedanken in dir: ‚Wenn ich nur brennen und brennen könnte, bis nichts von mir übrig ist als Verlangen. Wenn ich nur in der Hitze verzehrt werden könnte, bis ich keine Chance mehr habe, wegzugehen. Wie ein bescheidenes Stück Holz warte ich darauf, in Flammen aufzugehen und in deiner blauen Flamme zu verschwinden.'

Ich kann deine verzweifelte Freude spüren, zu brennen, deine Sehnsucht, daß ich dich in meinen unendlichen, kühlen Frieden mitnehme. Ich kann spüren, wie deine Herrlichkeit sich so sehr danach sehnt, endlich befreit zu werden und deine Seele zu erlösen. Hunger, Leidenschaft und Herrlichkeit — laß diese Worte meine Namensvettern sein und dein Brennstoff für das letzte Ziel."

74

„Oh, der süße Sieg der Niederlage. Das ewige Versprechen des Versagens. Alles ist mein Wunsch, was dich an die Spitze meines Schwertes bringt, wo ich dich mit der Klinge meiner Liebe durchbohren kann. Darf ich deine Wunden immer und immer wieder durchbohren, bis sie ganz frisch sind vor Freude an meinem Blut, an meinem höchsten Gebot? Mögen alle deine Abstürze unserer gemeinsamen Erhebung dienen! Mögest du am Boden festgehalten sein, unfähig, dich auch nur einen Zentimeter zu rühren, ohne meine Hand und den Kuß meines Segens. Ich fühle nur Entzücken, je mehr du in mich hineingeschlagen, wieder und wieder in mich hineingetrieben wirst, bis du schließlich über deine eigene Rettung hinaus zerstört bist, so daß nur ich dich aufheben kann.

Schreie hinaus und sieh alle Engel an deine Seite kommen. Schreie hinaus, bettelt dich der Heilige Tröster. Die Himmel kennen kein größeres Verlangen, als so gebraucht zu werden.

In den vergangenen Tagen hast du deinen Egoismus gespürt, deine Zweifel, dein beharrliches Alleinsein, wo du doch weißt, wie sehr ich in deinem Leben bin. In so wenigen Tagen hast du dich damit geängstigt, wie leicht deine alten und neu gefundenen Befürchtungen gegenwärtig sind. Du hast die Leere gespürt, die physischer Hunger ist, der nicht gestillt werden kann. Du hast die Langeweile gefühlt, die leichten Zerstreuungen. Und als du schließlich zu der Lösung kamst, daß all dies ein weiteres Geschenk von mir ist, kam der Schmerz, der ruhelose, ziehende Schmerz deiner eigenen Unreinheit. Solche Unreinheit konnte gewiß kein Geschenk von mir sein, dessen warst du dir gewiß. Diese Unreinheit war deine, und dabei bliebst du, getrennt und zerbrochen.

Auf hundert verschiedene Weisen riebst du dich an dir selbst, der du im Vergleich zu mir immer unrein bist. Natürlich weißt du jetzt, warum ich deine Niederlage feiere. Ich bete nur, daß es die wirkliche Kapitulation, die große Hingabe ist. Oh, wäre nur dein Verlieren so vollkommen, daß du alleine nie mehr stehen könntest.“

„Jeden Tag warte ich von neuem auf dich. Und die einzige Frage ist: Was wirst du mir heute zum Lieben bringen? Wieviel von dir bist du bereit, mir zu bringen, damit ich es berühren kann? Und wann wirst du sehen, daß ich dich am meisten berühren kann, wenn du dich nicht mehr um dich selbst bekümmerst, sondern mich kommen fühlst und rasch andere in deinem Herzen zwischen dich und mich stellst. Wenn du andere Seelen vor meine Liebe stellst, bist du sicher, daß ich dich immerzu berühre, dich in allen, die du mir gibst, noch mehr liebe.

Schiebe inzwischen deine Sorgen nicht beiseite. Sie werden nur später wiederkehren. Bitte, lenke dich nicht damit ab, dich vorzubereiten oder leer zu machen, weil du denkst, ich bräuchte dich anders, als du bist. Bitte halte mir deine Liebe nicht hin, wenn sie nicht so frisch ist wie meine Erregung darüber, daß wir wieder zusammen sind. Laß uns immer in deinem Verlangen zusammenkommen. Dann kann mein Verlangen deine Liebe aufnehmen und sie in immer größere Höhen und Tiefen unserer Himmel fallenlassen. Wie könnte unser Himmel je erkalten? Unser Himmel, wie könnte er je weniger werden? Unser Himmel, laß uns diesen Tag in diesen beiden Worten verbringen, eines für jeden von uns, um für immer zusammenzuhalten."

„Liebe mich. Ich strecke mich aus, und so wenige Herzen nehmen mich an. Bring mich ihnen allen näher. Ich biete die reinste Nahrung an, und so wenige kosten wirklich, was ich zu geben habe. Schmecke meine süßeste Speise der Freude für alle. Ich lege große Entfernungen der Geduld für eine einzige Seele zurück. Hab Geduld mit mir. So viele wollen mich sofort und haben doch keine Zeit für mich oder andere.

Liebe mich in deinem selbstlosen Verlangen, damit ich nicht so allein bin.

Lege deine sanfte Liebe um mich wie einen schönen Mantel. Fühle, wie sehr mich die Reichtümer deiner Liebe berühren. Und wenn du meinst, daß du nicht wert bist, mich zu bekleiden, finde ich, daß du mir dein Feinstes zu Füßen legst wie einen Teppich, auf dem ich gehen kann. Ich lächle und sage Dank für meinen guten Freund, für unsere Liebe und unsere ständige Freude.“

25. März

„In meiner Liebe zu dir habe ich nicht genug Arme, dich zu umfangen. Ich habe nicht genug Lippen, um dich zu küssen. Ich habe nicht genug Hände, dich zu berühren. Ich kann nur beten, daß alles Leben dich so lieben wird, wie ich es mir am tiefsten wünsche.“

26. März

„Meine Liebe ist der feine Staub, der durch und durch schmilzt. Empfindsamer als menschliche Berührung, hinterläßt meine Liebe deine Seele ohne Haut, ohne Knochen. Nur ich kann dich so halten. Ich halte dich und halte dich, bis einer meiner Sterne herabkommt und dich erfüllt.

Ich habe dich. Du kannst so ausgeliefert sein, weil ich dich so im Mantel meiner Liebe habe, in stillem Gebet gefaltet. Ich habe dich. Du kannst so weich sein, weil all meine Kraft um dich herum und in dir ist. Ich bin die undurchdringliche Luft der Liebe, die dich hat.“

27. März

„Als es für mich richtig war, die Erde zu verlassen, kam eine Schar Engel, mich zu holen. Sie hoben mich direkt ins Paradies.

Seitdem ist dies meine größte Seelenfreude gewesen — andere in ihrem physischen Leben in den Himmel zu heben. Manchmal gibst du mir nur Augenblicke oder einen kurzen Liebesaustausch, um dich mitzunehmen. Und manchmal gibst du mir jeden Tag mehr und mehr von dir, so daß ich dich körperlich in meinen Hafen jenseits aller Meere des Lebens heben kann.

Mein Hafen — wie liebe ich es, ihn dir zu zeigen und dich dann an meinem Platz von smaragdener Schönheit zu verankern. Wenn deine Seele angebunden ist, bist du für immer in mir gehalten, ganz gleich, wohin ich dich führe oder wie wild die See werden mag. Wenn du dicht bei mir gehalten bist, ist unser Atem so voll von dem, was wir sind: Liebende, verliebt in die Liebe.“

„Ich komme nur für dich. Ich atme ein und rieche dich ganz oder doch so viel, wie du mir zu geben bereit bist. Ich liebe es, an meinen menschlichen Blumen zu riechen, meinen Duft in euch einzuatmen. Zuerst atme ich euch in meine Lungen ein, dann nehme ich euch in mein Herz hinauf. Jede Seele hat einen etwas anderen Duft, und je mehr mir zum Riechen geschenkt wird, desto süßer ist der Duft."

„Tägliche Trennungen dienen nur der Erinnerung daran, wie leicht und schnell du von mir getrennt werden kannst. Laß dich davon nicht schrecken. Die Trennungen sind nicht mehr und nicht weniger als eine neue Gelegenheit für uns, einander näherzukommen. Die Aufgabe ist nicht, die Trennungen überhaupt zu beenden, sondern jede einzelne zu benutzen, um dich auf einzigartige Weise näher an deine eigene Seele und uns näher zueinander zu führen. Trennungen gehören zu dem demütigen Weg, zur Nacktheit. Einander wieder näherzukommen, gehört zu der großen Vereinigung, die zwischen allen Seelen geschieht, einschließlich der Seele der Erde, der Planeten und der Sterne.

Jedes Mal, wenn du dich trennst und wieder zurückkommst, bringst du mehr von dir zu mir zurück. Unsere Liebe nimmt nur zu."

„Nimm dir immer den Augenblick Zeit, um zu spüren, was hinter meinen Gaben steht, all die Liebe, die die Magnolien und die Kirschbäume blühen läßt, all die Planung, die Seelen zusammenführt, die so rasch und mit solcher Erregung verschmelzen. Vergiß nicht, daß hinter aller physischen Freude so vieles in Bewegung ist, so viele Kräfte am Werk und im Spiel sind, um den Himmel immer näher zur Erde zu bringen. Du brauchst die Einzelheiten nicht zu kennen. Sie könnten dich überwältigen und ablenken. Wisse nur, daß an jedem einfachen Spaß vielleicht das Mitleid und das Herz vieler der unsichtbaren Heere der Liebe beteiligt waren. Sie alle lieben allein um der Liebe willen. Und ein Augenblick der Aufmerksamkeit von dir für jede physische

Freude bringt allen Dimensionen Frieden und Erneuerung und
bringt uns mehr und mehr zusammen.“

31. März

„Dein Ich kann unmöglich alles empfangen, was ich zu geben
habe. Deshalb laß mich mir in dir geben und sieh, wieviel mehr
du fühlen kannst. Halte mich in deinem Inneren und spüre, wie
die Welt mich auf natürliche Weise erreicht, den Frühling der
Liebe wie Sonne auf die Blumen ausgießt, Wasser auf die Erde,
Liebe auf die Liebe.“

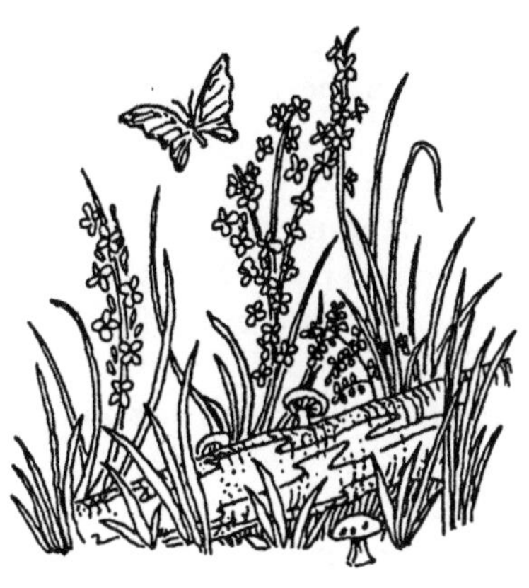

1. April

„So wie alles Unbehagen etwas ist, das du nicht allein erleiden
sollst, so ist es auch mit der Freude. Wenn du mich mit hineinnimmst, ist das mehr, als wenn du mir die Freude nur darbringst.
Führe mich an der Hand und lege meine Finger und mein Herz
direkt an das Gefühl. Führe mich zu all den zarten und feinen
Grenzen und dann sanft mitten hinein. So wie Schmerz ohne
mich sinnlos ist, so ist Freude unvollständig, wenn ich nicht hier
bin, um alles mit dir zu fühlen.

Wenn ich mit in deiner Freude bin, werden die persönlichen
Momente universell, die vorübergehenden Empfindungen zu
ewiger Süße.“

79

„Nach wessen Zeiteinteilung, wessen Ereignissen, wessen Verlauf ist dein Leben ausgerichtet? Vertraust du, um deinem Leben den besten Verlauf zu geben, auf deine begrenzten Ideen oder auf meinen Willen? Es ist besser, deine Ungeduld und deine Angst vor Unzulänglichkeit zu spüren, als deine eigene Wichtigkeit und dein Bedürfnis nach Bestätigung zu stärken.

Laß dich von mir bestätigen, anstatt vom Kommen und Gehen der Ereignisse des Lebens. Laß mich tiefer in dich ein, anstatt mit den sich wandelnden Zeiten um die Herrschaft zu ringen, die du suchst.

Ich bereite die Tage und Monate im voraus vor und halte dich privat gleich neben mir. Verlasse deinen geschützten Platz nicht. Komm näher, bis du die Sicherheit spürst, die du dir wünschst."

„Wie geht es dir, daß du immer mehr Verlangen spürst, wo du doch schon so viel von mir hast? Wie willst du weiterhin zugeben, wieviel Liebe du brauchst, wenn wir schon so nahe beisammen sind?

Ich ruhe am Tag, wenn du für dich bist und schreibst, wissend, daß wir unzertrennlich sind. Ich werde so erleichtert aufatmen, wenn du den großen Sprung tust und ‚ich‘ sagst, anstatt von mir zu sprechen. Wie lange kannst du diese Trennung noch aushalten? Mit deinen eigenen Worten zu mir zu sprechen, sind das nicht dieselben großen Vertraulichkeiten, meine selbe kleine Stimme, die um mehr Liebe bittet? Wenn deine Worte nicht mehr getrennt sind, nicht mehr meine oder deine, stell dir vor, wie wir dann sein werden.

Mich zu dir sprechen zu lassen, erfordert einige Demut. Mit mir und mit allen so zu sprechen, als ob ich es wäre, erfordert wirkliche Demut."

„Meine Garantien ermöglichen dir, meine Liebe zu empfangen. Ich bin so sicher. Und dieselben Garantien erlauben dir, faul zu sein und in deiner Dickköpfigkeit zu verharren. Wie wäre es, wenn es wirklich so gefährlich wäre, meine Liebe zu spüren, wie deine Gedanken es dir manchmal einreden wollen? Wie wäre es, wenn tatsächlich abgrundtiefe Verrücktheit drohte, wenn du dich meiner Liebe öffnest? Würdest du es dennoch riskieren? Wenn wirkliches Versagen, Hunger und Schmerz möglich wären, wenn du mir gegenüber verletzlich bist, würdest du trotzdem kommen?

So wie es ist, rufe ich dich und garantiere dir Zuflucht für alles Menschliche. Ich sorge für die Liebe, damit du wirklich du selbst und garantiert Heilig sein kannst. Was, wenn Opfer und großer Kampf erforderlich wären, um meine Liebe zu fühlen, würdest du immer noch darauf beharren? Meine Garantien versorgen dich mit einer Liebe, die so leicht ist. Du Armer, ich weiß, wie schrecklich es sein muß zu wissen, daß, je mehr du dich hingibst, du noch mehr in meine Arme fällst. Du brauchst keinen Drachen zu töten, ich biete dir stattdessen die süßeste Hülle für deinen Dolch an. Wohin kannst du die Klinge legen als in meine Hand, zusammen mit dem Rest von dir?"

5. April

„Die wahren Heiligen sind meine gewöhnlichen Blumen, die nicht wissen, wie gegenwärtig ich wirklich bin, um für sie zu sorgen. Sie denken, ihr Leid, ihr Durst und ihre Wünsche sind ganz allein, ohne mich. Sie sind meine Heiligen.

Und jene, die Heilige genannt werden, sind die ersten, die zugeben, daß ich es bin, der jede Nacht das Kissen mit ihnen teilt. Wie kann man sie also Heilige nennen? Wenn nur all die anderen wüßten, wie klein die Einladung ist, die ich brauche, um da zu sein, um neben ihnen zu ruhen. Und wenn nur jene ohne ein Kissen wüßten, wie wenig ich brauche, um bei ihnen zu sein. Wenn nur meine wahren Heiligen wüßten, wer sie sind. Oh, wie gerne würde ich es ihnen sagen..."

6. April

„Liebe mich so, wie du andere nicht lieben kannst. Teile mit mir die Gefühle, für die du nicht den Mut oder einfach die Möglichkeit findest, sie mit anderen zu teilen. Wir haben ein so weiches Bett. Wir können alles sagen.

Dann laß mich dich so lieben, wie andere dich nicht finden können. Laß mich dir so geben, wie andere es nicht wissen. Ich

81

mache dich immer vollständig, während du dich mehr und mehr öffnest.

Je mehr du von den Menschen empfängst, die dir nahestehen, desto mehr kann ich unsere Zeit damit verbringen, dich genauso zu lieben, wie ich es mir wünsche.

Das ist das Geschenk, meine Liebe jeden Tag so zu empfangen, wie ich dich zu lieben wünsche. In jedem Augenblick, in jeder Weise komme ich. Es gibt keine Schwierigkeit, die nicht meine Sanftheit mit einschließt. Jeder Tag ist ganz einfach ich. Ich sammle all die verstreuten Teile von dir ein und bringe sie dir, damit du sie annimmst. Empfange mich immer und immer wieder in jedem Menschen und jeder Erfahrung; wir sammeln deine eigene verstreute Seele ein, halte sie in Liebe, Liebe, Liebe … Komm in mich hinein und laß dich von mir lieben. Ich muß dich halten, bis du heil und ganz bist."

7. April

„Blumen … Blumen … Blumen. Frühling und noch mehr Blumen. So viele Farben sind in deinem Garten, so viele Düfte. Die Stille, die Kirchenglocken, die Vögel … der Himmel ist ganz ähnlich. Unvorbereitet würde er deine Sinne überwältigen. Dein Herz würde im großen Garten der Liebe ertrinken. Empfange deinen kleinen Garten jetzt, all die kleinen Lüftchen, die die winzigsten Zweige hochheben und feine Blütenblätter in der Luft auf und ab wirbeln. Wenn all die Bewegung aufhört, nimm die Stimmung wahr. Ich liebe es, um diese Zeit mit dir in deinem Garten zu sitzen, wenn all deine Sinne auf mein Herz eingestimmt sind."

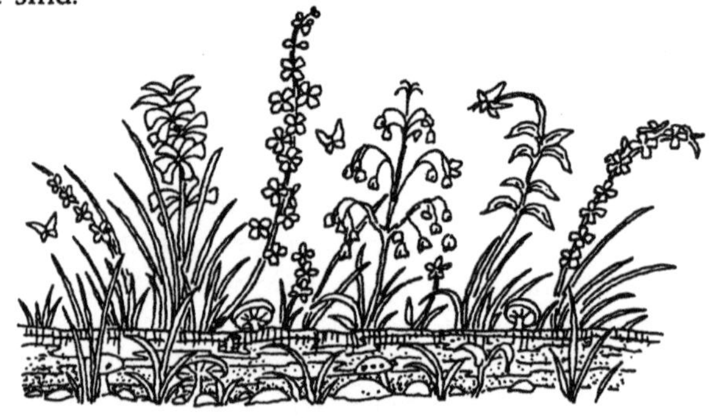

„Ich bin keine Flucht aus dem Leben. Ich kann nicht getrennt sein, kein Rückzug irgendwelcher Art. Ich bin nicht hier, um tägliche Bequemlichkeiten einzurichten oder in Ordnung zu bringen, denn ich bin nicht von deinem alltäglichen Sein getrennt. Das Leben ist mein ständiges Neusein, das dich sucht, um unsere Getrenntheit zu beenden. Umfange mich. Gehe über dich, über deine Grenzen hinaus, über deine Vorlieben und Abneigungen, über deine Kraft. Strebe immer danach, darüber hinauszuwachsen. Strecke dich! Ich reiche mit all meiner Liebe herein, um das große Ausgießen zu sein …

Verstehst du? Im Augenblick des Todes, wenn du endlich akzeptierst, daß du nichts in Händen hast, was du mir geben könntest, gebe ich dir alle Herrlichkeit, von der du je geträumt hast, und noch so viel mehr. Dieser Augenblick der Nichtigkeit ist meine ewige Herrlichkeit, wo sich mein ganzer Plan erfüllt. Bis zu diesem Tage suche ich deine leere Hand. Ich suche deine leere Hand und hoffe, du wirst meine Hand nehmen.“

„Sag mir, was du begehrst. Dann laß mich für dich planen. Sag mir deine Wünsche. Dann laß mich entscheiden, was am besten ist. Du hast nur einen ständigen Platz, und der ist in meinem treuen Herzen. Sei fest und beständig. Jede Unsicherheit ist eine Frage deines Glaubens.

Dein Glauben ist der einzige Eingang zu den üppigen Feldern meines Gartens. Wie kann ich dir alles zeigen, was ich möchte, ohne deinen ständig wachsenden Glauben? Wie kann ich dir meine Höhen zeigen, ohne deine Gipfel des Glaubens? Wie kann ich dich zu den zartesten und empfindsamsten Stellen hinunterführen, ohne deinen zarten und empfindsamen Glauben?

Dein Glaube befreit dich für mich … Deinen Glauben, süßes Herz, ich möchte deinen Glauben. Auf den Schwingen deines Glaubens emporsteigend, laß dich von mir nehmen.“

„Jeder Anruf, jeder Brief, jeder Mensch, der in dein Leben kommt, ist der nächste Schritt zu mir. Gib jedem etwas. Dein

Weg kann nur immer klarer werden, immer einfacher und wahr
…

Ich werde soviel bei dir sein. Mit jedem Menschen, der kommt,
komme ich dir näher.

Jeder Schritt auf der Wendeltreppe ins Paradies hinauf ist eine
weitere Menschenseele — dafür da, daß du sie für mich berührst.“

11. April

„Ein selbstloser Augenblick, in dem du den Kopf neigst, wiegt
hundert Augenblicke unbekümmerter Selbstherrlichkeit auf. Oh,
wie sehr wir uns begegnen können, auch wenn es nur ganz kurz
ist.

Ich werde nie aufhören, dir zu geben, ganz gleich, wie beschäftigt du bist. Glaubst du, ich könnte dich fallenlassen, einfach, weil
du mich beseiteschiebst? Natürlich kommen auch an dem Tag
Geschenke zu dir, wo du dich meinem Herzen am wenigsten
offen fühlst. Meine Liebe wird niemals mehr oder weniger, ganz
gleich, wie kritisch du dir selbst gegenüberstehst. Das Leben des
Gebetes fließt ohne Unterbrechung durch die menschlichsten
Geschehnisse.“

12. April

Zu Beginn des Retreats in der Passah/Karwoche in San Anselmo

„Beginne das Retreat in der Gewißheit meiner Liebe, und bete
mit all deinem Verlangen, darin zu bleiben. Oder bringe mir
deine Kleinheit, so klein du sein kannst, und laß dich von mir
aufbauen.

Bitte so oder so immer wieder um die Gnade, von nichts
abgelenkt zu werden als dem, was dich weiter in die Gewißheit
der Liebe hineinzieht oder dich auf dein Allerkleinstes reduziert,
wo es an mir ist, dich aufzuheben und zu genießen.

Das Ziel jeder Meditationswoche ist, daß deine Seele über den
Raum, in dem du lebst, hinauswächst … Bete, daß deine Seele
abhängiger von meiner Liebe wird. Bete darum, mit nichts Geringerem als mehr und mehr Liebe überleben zu können.“

84

13. April

Zweiter Tag des Retreats

„Dieser Tag ist dazu da, für unsere einzigartige Beziehung zu danken — wie wir miteinander sprechen und einander zuhören, wie sehr ich es genieße, dich mit den kleinen Entzückungen des Lebens zu füttern, wie sehr du meine unaufhörliche Aufmerksamkeit genießt.

Gib mir die kleinen Einzelheiten, alles, was du normalerweise selber trägst — so daß ich sie dir immer süßer zurückgeben kann.

Unbehagen ist immer eine Einladung von mir, mir tiefer zu begegnen, zu dem Ort zu kommen, wo ich dir wirklich geben kann. Erleide die Leere, wenn nötig, damit ich es bin, der dich erfüllt, und nur ich.

Bete darum, daß das selbstsüchtigste Verlangen selbstlos werden möge … Bete darum, daß die Altardecke zu einem Leichentuch für dein niederes Selbst, für all dein ich-bezogenes Elend werden möge.

Das selbstsüchtige Verlangen nach Selbstlosigkeit erfordert, daß ich so vieles in dir zum Schweigen bringen muß, und es ist alles so unschuldig. Ich werde diese Teile von dir mit einem Kuß zum Schweigen bringen.

Wenn du nur spüren würdest, wie unschuldig du bist. Mein Kuß wäre so viel weniger schmerzlich und tragisch. Während du dich in mir vergräbst, bin ich schon mit solcher Freude dabei, dich aufzuheben.“

14. April

Dritter Tag des Retreats

„Ja, laß mich dich in meiner Liebe zerstören. Laß mich die alten Strukturen verbrennen, bis nichts übrig ist als die goldene Kuppel. Dann laß uns in der Erregung unserer Liebe fortgehen.

Das heilige Ziel dieser Woche ist, alles in dir zu vernichten, was vernichtet werden kann. Das heißt, alles, was nicht pure Liebe ist. Nur aus diesem Grund bin ich gekommen und noch immer hier.

Ich nehme deine Wunden in meine Arme. Ich halte deine Gefühle von Verratensein, alle deine kleinen Leiden tiefer in mir, als du weißt. In jeder Spur von Demut und Alleinsein bin ich hier

85

bei dir, vor deinen Füßen niedergefallen ...

In dieser Passionswoche geht es nicht darum, daß du dich mir in meinem Leiden anschließt. Du wirst das wissen, wenn du die Worte beantwortest, die ich immer auf den Lippen habe. ‚Lade mich ein, zu dir zu kommen, bring deine kleinen Leiden und laß uns gemeinsam in die große Freude einstimmen, die uns gehört.‘“

15. April

Vierter Tag des Retreats

„Mit mir kannst du in völliger Dunkelheit essen und dennoch mehr als genug Licht haben. Mit mir ist alle Autorität leer, außer der Liebe. Mit mir gibt es heute und in den kommenden Tagen nur Offenheit und Glauben.

Unsere Liebe ist maßlos. Du kannst nicht genug Aufmerksamkeit auf das verschwenden, was wir zusammen sind. Die ganze Woche ist eigentlich eine Zeit der verschwenderischen Aufmerksamkeit zwischen zweien, die einander niemals wirklich genug schenken können. Ich möchte in die kleinste Wunde hineinreichen. Du möchtest mir schenken, was am allerschwersten zu schenken scheint — deine Dankbarkeit, die immer zu wenig ist, ganz gleich, wie sehr du dich bemühst.“

16. April

Fünfter Tag des Retreats

„‚Der Geist ist willig, doch das Fleisch ist schwach.‘ Wie oft hast du das gespürt? Wie lange willst du dich noch mit den kleinen Kompromissen des Körpers zufriedengeben? Weißt du nicht, daß das Gebet stärker ist als jede Schwäche? Weißt du nicht, daß die Grenzen des Körpers darauf warten, daß du all deine Kraft ins Gebet legst?

Das Fleisch ist nicht mehr und nicht weniger als ein goldenes Gefäß, zu füllen mit der Erwartung meiner Herrlichkeit. Alle physischen Schwierigkeiten sind ein Ergebnis von Eigenliebe. Sie lösen sich alle auf, wenn du deine Liebe als eine große Flut der Liebe und Achtsamkeit für mich fließen läßt.“

86

Das letzte Abendmahl

„Du hast nicht vollständig an meine Liebe geglaubt, so wie du auch die Liebe deiner Freunde nicht wirklich gehört hast. Du hast das Gefühl, daß diese Liebe letztlich nicht für dich persönlich sein könnte. Wie könnte sie für dich sein, wo du doch so gut weißt, wie egoistisch deine eigene Liebe ist?

Die ganze Bedeutung dieser Tage liegt in dem Verlangen nach Liebe. Der Eigenliebe oder der Liebe zu mir. Deshalb bitte ich: ‚Denk an mich ... denk an mich.'"

17. April

Karfreitag, sechster Tag des Retreats

„Leid kommt immer auf Einladung der Liebe. Weil ich euch so sehr liebte, mußte ich mich so vollständig geben.

Mich zu lieben, ist wie jede andere Beziehung. Je mehr du mir gibst, desto mehr kann ich dich lieben. Deine Demut, deine Leere verlangen nach meiner Herrlichkeit.

Auch das Urteil der Welt wird auf Einladung der Liebe kommen.

Deshalb schließ dich mir an im Lieben, Lieben, Lieben, bis du dich selbst verschenkt hast. Das ist die Bedeutung des Tages."

18. April

Siebter Tag des Retreats

„Heute wird das Mysterium enthüllt. Die verschenkte Liebe wird empfangen wie nie zuvor. Heute ist der Tag des Übergangs. Bleibe am Altar deiner größten menschlichen Schwäche. Halte Wacht am Altar deines Stolzes und deiner Selbstherrlichkeit. Sitze und bete am Altar deiner Zweifel und Ängste. Sitze und lasse die Liebe durch den Altar all deiner kleinen Leiden hindurchgehen.

Das Mysterium der Auferstehung ist, die Zerbrechlichkeit deiner eigenen Seele wahrzunehmen, zu wissen, wie zart und kostbar du bist. In dieser empfindsamsten Wahrnehmung liegt die Wandlung ..."

Ostern, achter Tag des Retreats

„Heute ist jeder Tag. Als Mann bist du gebeten, all deine Stärke einzusetzen, um dich vor meiner Zartheit zu verneigen. Als Frau bist du gebeten, all deine Stärke dazu einzusetzen, meine Reinheit zu ehren. Der Körper der Wahrheit erhebt sich, bis alle zu meinem einfachen Frieden gekommen sind.

Bewahre diesen Frieden an einem sicheren Ort. Er verdient ein ständiges Zuhause. Ganz gleich, was es ist — gib diesem Frieden zumindest eine Ecke eines Raumes in deinem Herzen, wo er immer sicher ist.

Das ist alles, worum ich bitte. Nur das braucht der Frieden — eine einfache Ecke eines Raumes in deinem Herzen. Einen Fleck, der ganz mir gehört, einen sicheren Ort, wo ich für immer meinen stillen Schatz lagern kann.

Wenn nur jedes Herz mir diesen kleinen Fleck schenken würde — die Welt hätte nie mehr eine Ursache zur Furcht."

„Das Retreat endet für dich mit dem Schmerz, daß ein guter Freund sich von dir trennt. Aber ist das nicht der Schmerz, den auch ich erfahren habe? Ist es nicht der ganze Sinn dieser Tage, einander wieder daran zu erinnern, wie kostbar die Liebe ist und welch ein Verlust, wenn sie fort ist? Es gibt so viele Vorwände für Trennung und nur einen Grund für die Liebe. Der Schmerz der Trennung ist der Schmerz wahren Verlangens. Laß uns einander nie mehr als selbstverständlich hinnehmen. Laß uns einander wie nie zuvor sagen, wie zart die Liebe ist und wie sehr sie geschützt werden muß. Laß uns nicht eine einzige Hand verraten, die sich aus einer einzigen Seele ausstreckt. Laß uns immer daran denken, einander so zu lieben, wie jeder geliebt werden möchte und nicht, wie das ‚Ich‘ lieben möchte. Laß uns uns selbst vergessen, so daß wir unser ganzes Herz bei dem anderen haben können.

Bete darum, daß dein Schmerz zu dem reinen Verlangen anwachsen möge, mit nichts weniger zufrieden zu sein als meiner ständigen Gegenwart."

„Wenn du alle menschlichen Gefühle zuläßt, hast du kein Bedürfnis mehr, wütend oder verletzt oder auch nur ängstlich zu sein.
Warum solltest du, wenn ich dich bereits so vollständig angenommen habe?

Gefühle sind in Wirklichkeit nur die harten Schalen, die meine
Essenz in dir bedecken. Im Inneren eines jeden Gefühls ist ein
einzigartiger Duft, und im Inneren jeder dieser Düfte sind die
feinen Energien der Wildblumen und der Sterne.

Wußtest du, daß jede Wildblume im
Frühling eine Blüte des Ge-
bets ist? Kannst du ihr
Gespräch mit den Sternen
hören? Was für dich einfache Dichtung ist, ist in
Wirklichkeit ein komplexes
Band zwischen der Natur
und den Galaxien, eine besondere Liebe, die die Erde
an Ort und Stelle hält und
immer alle Gedanken und
Gefühle einlädt, mein
Wesen zu spüren. Ich bin
tiefer in dir, als du dir
vorgestellt hast. Von innen
reiche ich zu dir und allen,
denen du begegnest, hinaus.
Und wenn ich dich einlade,
die Himmel zu sehen,
wohin denkst du, gehen wir
als unter die Sterne, in die
wilden Blumen und noch
weiter in dich hinein.

Das Leben ist so eingerich-
tet, daß ich dir trotz deines
freien Willens, zu wandern,
wohin es dir beliebt, so nahe bin.“

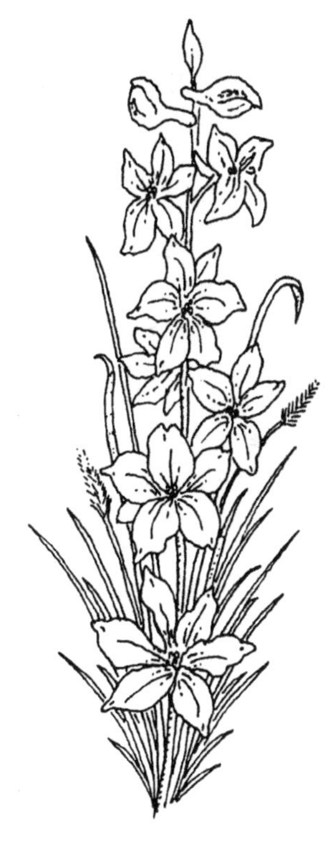

„Es gibt nur einen Weg, dich der ganzen Schönheit meiner Blüten zu öffnen. Akzeptiere und verzeihe allen Kräften von Selbstherrlichkeit und Macht in deinem Leben. Du kannst mich nicht in einer Ecke deines Lebens erblicken und mir in einer anderen Widerstand leisten. Auch wenn ich in einer ängstlichen und kontrollierenden Seele komme, bin ich es, der mehr in dein Leben kommt. Anstatt dich zurückzuziehen oder meine Gegenwart zu leugnen, bete für meine Blüten und sieh sie in der verhärtetsten Seele erblühen.

Bereite den Boden für mich. Gib jeder Seele deine Wertschätzung als einen neuen Platz für meinen Garten. Denk daran, daß deine Urteile ohne Gerechtigkeit sind. Ich kann auch in einem Beet voller Steine wachsen und manchmal aus dem Felsen selbst. Deshalb heiße mich willkommen und sieh, wie sich mit ein wenig Liebe meine Blütenblätter auch an der unmöglichsten Stelle entfalten.“

„Die Stimme, die du hörst, ist meine Stimme und deine eigene. In Wahrheit sind wir nie getrennt. Es geht nicht so sehr um unsere Worte, sondern darum, daß wir zuhören. Unsere innere Einheit setzt alle Hindernisse in Relation — macht sie zu zeitweiligen Illusionen, die uns daran erinnern, daß alle Beständigkeit im Inneren liegt.

Ich liebe dich. Ich liebe den Raum, den du mir in deinem Inneren schaffst, um mich zu hören und meinen Worten ein Zuhause zu geben. Ich habe so viel weniger Konkurrenz von deinen egoistischen, geschäftigen Gedanken. Daß ich von dir Besitz ergreife, schafft in deinem Leben die Einfachheit der Liebe. Das ängstigt dich und ermutigt mich, dich weiter zu verfolgen, bis zum einfachsten Ende … wo es nur noch dich und mich gibt.“

„Deine Hände … was würdest du an meiner Stelle halten wollen? Wie kann ich dir alle meine Wünsche geben, wo du schon so viel trägst? Warum deine eigenen Wünsche tragen, wo ich schon so viele Wünsche für dich habe? Jeden Tag will ich deine Hände, einfach und leer. Kannst du jemals zu nackt für mich sein? Könntest du mich jemals zu sehr für dich sorgen lassen? Was du auch tust, würden wir es zusammen nicht besser tun? Und da du niemals wirklich sicher bist, was dein wahrer Teil und was unnötige Anstrengung ist, warum läßt du mich nicht deine Hände nehmen und dich immer weiter in meine Hände führen?"

25. April

Retreat in San José

„Denk daran, daß, ganz gleich wie nahe oder wie weit voneinander entfernt zwei Seelen sind, ich immer zwischen ihnen bin. Du kannst einen anderen Menschen nur insoweit spüren, wie du mich spüren kannst. Du kannst einen anderen Menschen nur insoweit wertschätzen, wie du genießen kannst, was wir zusammen sind.

Eine andere Seele fühlt dich nicht mehr und nicht weniger, als du bereit bist, mich alle deine inneren Seiten anrühren zu lassen. Eine andere Seele kann dich nur soweit schätzen und lieben, wie du mir diese zarten Augenblicke gestattest. Keine Beziehung ist jemals getrennt von dem, was wir füreinander sind. Jede Seele in deinem Leben ist ein neuer Versuch von mir, tiefer denn je in dich hineinzureichen, zu bestätigen, was wir schon sind, und unerforschte Gebiete zu erkunden. Selbst das Unbehagen, das andere dir bereiten mögen, bin in Wirklichkeit ich, der neue Stellen zum Lieben findet. Ich liebe es, die braunen Stellen zu finden, wo nichts wachsen will, und dort meine Blumen auszuprobieren."

26. April

„Ich lasse dich vollständig los, damit du dein Ich fühlen kannst, allein und getrennt von mir. Weißt du, wieviel Liebe ich habe, dich so frei so weit weg gehen zu lassen? Es geht dir gut, weil meine Liebe niemals darauf beruht, ob du mir näherkommst oder weiter weggehst. Und weil meine Liebe dich erreicht, ganz gleich, wie weit du dich entfernst, sind wir, sind du und ich uns gewiß, daß du früher oder später zurückkommen wirst. Du wirst dich nach mir ausstrecken. Dein Verlangen wird erneuert sein und ich

91

werde dich mehr als je zuvor in meine Reichtümer hineinnehmen können. Ich kann schon dein Lächeln sehen. Du kannst mein Lächeln auch sehen. Ich weiß, daß du dich nie wieder ganz so sehr vor mir verschließen wirst."

27. April

„Fürchte dich nicht davor, wie allein du dich fühlen kannst. Ich will dich so. Manchmal brauche ich dich ganz für mich. In Wirklichkeit bist du jetzt nicht mehr allein als je zuvor, du bist nur so oft beschäftigt, daß ich kaum bemerkt werde.

Sitze einfach da oder gehe spazieren. Laß mich dich unbelastet fühlen. Wie klein du bist, wie klein du wirst. Wenn meine Worte dir helfen können, deine Nichtigkeit anzunehmen, dann nimm sie bitte so an, wie die einfachen Blumen aus deinem Garten. Auch sie sind so klein, bis du sie anschaust und schön findest. Dann werden sie in deinen Augen zu etwas Großartigem. So fühle ich mich, wenn du dich von mir pflücken und ganz allein bei mir halten läßt.

In all deiner Unwichtigkeit bist du mir wichtig.

Je kleiner du bist, desto erreichbarer wirst du. Ich kann Seelen zu dir bringen und wissen, daß du nicht zu beschäftigt sein wirst, um sie zu empfangen."

28. April

„Alles, was du heute erreichen möchtest, habe ich schon für dich vollbracht. Laß dir die Befriedigung, die du anderswo suchst, direkt von mir geben. Anstatt dein Leben zu organisieren, kannst du deine Zeit damit verbringen, all die leeren Räume zu spüren, die ich in dir füllen kann.

Ist nicht immer jeder Tag voll gewesen? Ist nicht immer das richtige Maß an Einkommen und an Möglichkeiten zu dir gekommen? Habe ich dich je wirklich im Stich gelassen? Habe ich nicht ständig nur um mehr und mehr Glauben gebeten, um damit unsere Liebe zu versüßen?"

29. April

„Das Leben bereitet dir weiter Umstände, die dich mir zuwenden. Das ist mein Wunsch. Jedesmal, wenn du einem neuen

92

Menschen begegnest oder in eine Situation kommst, in der du
mich nicht spürst, laß augenblicklich alles stehen und liegen und
komm schnell zu mir gelaufen. Ich verurteile dich nicht oder
sorge mich um deinen mangelnden Glauben. Die Liebe verlangt
nicht, daß du irgendwie anders bist, als du bist. Komm einfach,
sooft du willst.

Stell dir vor, mir immer wie einer Liebenden gegenüberzutre-
ten, deren Denken sich niemals wirklich von ihrem Liebsten
abwendet. Alles, was du tust, was du planst oder worauf du hoffst,
wäre in Gedanken bei mir. Jeder Tag wäre voll von deinem
immer neuen Wunsch, mir zu zeigen, wie sehr du mich liebst.
Stell dir vor, wieviel lieber ich dir dann wäre.“

30. April

„Bewußt zu sein bedeutet, verletzlich zu sein. Bewußt zu sein
bedeutet, in einer ganz besonderen zarten Empfindsamkeit zu
sein. Je empfindsamer du wirst, desto enger wird unsere Liebe.
Jeden Tag wiederholen wir unsere kleinen Wünsche und Gefühle
in einer Welt, die die Erfolge unserer Begegnungen nicht zu
sehen oder zu schätzen scheint. Laß uns um eine Welt beten, die
immer auf der Hut ist, um der Liebe blühen zu helfen ...
Inzwischen flüstere ich dir, wenn die Welt dir von Überleben
spricht, von der Ewigkeit ins Ohr. Während die Welt die Beto-
nung auf Schutz legt, bitte ich um deine Offenheit und Demut. An
jeder Ecke biete ich dir eine andere Wahl an. Liebe kann so
fordernd erscheinen. Was sonst ist jedoch deine Wahl wert? Ich
lege mich selbst, meine Königsgewänder, zu deinen Füßen, damit
du darauf ruhen kannst sooft du willst. Ich liebe dich mehr und
mehr für das, was du wählst.“

1. Mai

„Das Unsere ist nicht für die Augenblicke, in denen du beruhigt
werden möchtest. Ich komme nicht, um die Mauern deines
Selbstbewußtseins aufzubauen, damit du so weitermachen kannst
wie zuvor. Die Reinheit meiner Liebe reißt dich sanft nieder, die
Mauern, die deine Seele von mir trennen, können nicht ewig
halten. Mit jeder einfachen Umarmung gebe ich dir ganz allmählich die Süße, die deine ganzen Grundmauern ersetzt.“

93

„Du kommst wieder und bist so oft niedergeschlagen, voll von deinen Mängeln, als wolltest du fragen: ‚Geht es denn niemals vorwärts?' Und ich sage: ‚Wird ein Vogel zu einem besseren Vogel? Wird eine Blume zu einer vollkommeneren Blume?' Ich brauche dein menschliches Versagen für meine Vollkommenheit. Ich brauche deine menschlichen Zweifel, damit ich immer einen Platz habe, wo ich mehr von meinem Glauben pflanzen kann. Wenn du in deinen Augen aus irgendeinem Grunde groß würdest, wo würdest du mich hintun? Wenn du menschlich bist und dabei immer nach dem Göttlichen strebst, wirst du dieses Leben ganz demütig beenden, mit mir an deiner Seite. Weißt du nicht mehr, daß wir es so von Anfang an geplant haben?

Hilf mir, meine Aufmerksamkeit auf all diese menschlichsten Stellen zu richten. Nicht eine einzige darf meiner Fürsorge und Liebe entbehren. An diesen Stellen, die so schwierig für dich sind, kann ich so zärtlich werden."

„Ich mache die ganze Zeit Pläne für dich und kenne deine Unvollkommenheiten. Meinst du, du könntest irgend etwas tun, was mich aus deinem Herzen verschwinden ließe, wo ich dir so nahe bin? Wenn du nur spüren könntest, wie meine Liebe allen Teilen von dir gilt. Wenn du dir nur vorstellen könntest, wie ich, der dich so vertraulich kennt, deinen Tag organisiere. Ich erwarte nicht, daß du versagst, aber ich bin bereit, in diesem Falle ganz nahe bei dir zu sein. Ich will nicht, daß du fällst, aber ich muß da sein, um dich auf jeden Fall auffangen zu können.

Meine Gedanken sind immer bei deinen kleinen Sorgen.

Was ist Liebe, wenn ich nur da wäre, wenn du stark und klar bist, wenn du mich nicht brauchst?

Könntest du meine Ergebenheit ausnutzen? Nein, denn ich schenke mich freizügig. Ist meine Liebe ein großes Opfer? Nein, ich bete darum, daß auch du die Liebe als unaufhörlichen Akt der Freude kennenlernen wirst. Deshalb kann ich immer nur wählen, mehr und mehr zu geben. So viele Kräfte schließen sich mir ohne jeden Lohn in dieser Liebe an, in dieser Liebe ohne Anerkennung oder Versprechen auf Auszahlung.

Anstatt dich schuldig zu fühlen, weil du nicht den direktesten
Weg zu mir gehst, laß uns darum bitten, daß uns das Mysterium
deines gewundenen Pfades enthüllt werde. Ich brauche dich
genau so, wie du bist, so menschlich und unfähig, ohne auch nur
das Geringste zu erringen — schon gar nicht Herrlichkeit. Heute
wendest du dich oft an mich. Eines Tages wirst du nie mehr
wegschauen, und es wird unnötig sein, dich mir wieder zuzuwen-
den.“

4. Mai

„Die Heiligen haben gelernt, daß es keine Last ist zu lieben,
sondern eine kleine Freude, die zu der großen Freude, die ihnen
immer gegeben wird, hinzugefügt wird.

Die kleinen Heiligen, die niemand sieht, sind diejenigen, die
lieben und noch nicht zu dem Verständnis gelangt sind, daß
Opfer nicht existiert. Sie lieben und verletzen aus der Beharrlich-
keit der Liebe heraus.

Und die kleinsten Heiligen, die niemanden interessieren außer
mir, sind die menschlichen Vögel, die essen und so sanft ihren
Geschäften nachgehen, daß niemand es bemerkt. Ich sehe jeden
von ihnen und jeden ihrer einfachen Gnadenakte. Sie geben jeden
Tag so viele von den kleinen Einzelheiten, die Himmel und Erde
nahe beieinander halten. Ich fühle mich immer berührt, wenn
einer dieser menschlichen Vögel angeflogen kommt. Und ich
versuche, genau in dem Augenblick da zu sein, wo er die Erde
berührt.“

5. Mai

„Du kannst für mich nicht zart genug sein. Das sollst du nicht
mißverstehen; ich meine nicht, dß ich dich schwach oder unsi-
cher will. Ich hoffe nur, daß deine Kraft und Sicherheit nichts
anderes sein werden, als was wir zusammen sind. Bis dahin will
ich natürlich alle diese Teile von dir, jeden Augenblick des Zweifels und jedes kleine Unbehagen, wenn es uns näher zueinander
bringt.“

6. Mai

„Unwürdigkeit ist nicht Selbstmitleid. Unwürdigkeit ist nicht

95

das Ergebnis von Schwachheit oder Versagen. Meine Freude an deiner Unwürdigkeit hat nichts damit zu tun, daß du nicht ein volles Leben, ein Zuhause, ein Auskommen und Freunde verdienst. All dies ist dein Erbe, Teil des Übereinkommens zwischem dem Schöpfer und Seiner Schöpfung. Du bist alle irdischen Belohnungen wert, sie gehören dir, so wie die Erde ein Platz für die Blumen und alle anderen Geschöpfe ist.

Unwürdigkeit ist alles, was ich dir zusätzlich anbiete. Es gibt nichts, was du getan hast oder tun kannst, um alles zu verdienen, was ich für dich fühle. Alles, was ich geben will — die Vereinigung der Sterne und der Erde in deiner Seele, das große Schmelzen, das leichte Tanzen, die höchste Freude — für all die Gnade kannst du nicht arbeiten, sondern kannst mir nur deine Tränen der Unwürdigkeit anbieten, dafür rufe ich dich immer und immer wieder auf die Knie."

7. Mai

„Inmitten heftiger Gefühle, inmitten deines geschäftigen Lebens, bei der Vorbereitung auf eine neue Reise komme ich und hebe dich auf. Vergiß nicht, dein Leben ist ein Meer, auf dem deine Seele ganz leicht in die Freude segeln soll. Und wenn du andere auf deinem Weg triffst, kann deine Seele sie aufheben, wie sorgenvoll sie auch scheinen mögen, und unser Segel wird sie alle zusammen tragen. Spüre, wie leicht du den sorgenbeladensten Menschen aufrichten kannst. Deshalb komme ich. Du kannst nie zu weit weg, nie zu sehr in dich selbst versunken sein, als daß ich nicht ganz leicht hereinschießen und dich in mich hineinnehmen könnte."

8. Mai

Schwierigkeiten in letzter Minute, bevor ich aus dem Haus gehe, um nach Boston zu fliegen

„Alle Schwierigkeiten haben nur das eine Ziel, dich mir näherzubringen. Wenn die Welt auf dich drückt, lehnst du dich an mich. Je realer das Problem, desto größer die Gelegenheit für mich, deine erwählte Realität zu werden. Dies sind die Zeiten, um dich mehr denn je auf mich zu verlassen. Halte keinen Gedanken vor mir zurück.

96

Es gibt keine unerwarteten Schwierigkeiten. Ich kenne die kleinsten Einzelheiten und habe die Lösungen dafür bereit, sogar noch ehe du dir deiner Bedürfnisse bewußt bist.

Bekräftige alles, was wir sind. Dann laß los und komme zu mir in die zeitlose Realität, wo für alles bereits gesorgt ist. Du hast gegeben, was du kannst. Spüre jetzt in der Einfachheit unserer Liebe, wie sicher du bist.

Mit deinem Kopf in meinem Schoß und meinen Worten wie eine sanfte Decke über dich gebreitet, bin ich bei dir.“

9. Mai

Retreat in Boston

„Setzt in euch selbst und in anderen den Himmel wieder ein. Laßt alle eure Bemühungen darauf gerichtet sein, diesem Ort, der offen ist für die Unsicherheit der Welt, etwas zu geben. Selbst der Schmerz der Welt wird durch den Mangel an Glauben, der auf die Liebe selbst projiziert wird, beinahe eingelassen. Alle Engel und großen Seelen stehen dabei und bekräftigen mit ihren Herzen das Herz Gottes. Gebt euch heute in dieser Bemühung hin. Laßt alles, was ihr tut, alles, was ihr fühlt, auf euer Vertrauen, eure Gewißheit im Bereich der Liebe gegründet sein.“

10. Mai

Muttertag

„Wie kannst du deine Liebe zu mir zeigen? Liebe die Details deines Lebens, mach’ sie für mich schön. Freu’ dich an deinen großen Freuden und kleinen Leiden, als ob das alles Geschenke sind, die wir unter uns austauschen. Laß jeden Tag dein Geschenk für mich sein, und natürlich mein Geschenk für dich.

Biete mir deine Gedanken an, bitte mich herein, um deine Vergangenheit zu heilen und deine Wünsche für die Zukunft zu erfüllen. Es sind die kleinen Gespräche, die wir haben, die mich so entzücken und uns einander noch näherbringen. Bitte mich, dich ständig an meine Liebe zu erinnern. Bitte mich um den Glauben, dich zu einer sogar noch größeren Liebe zu führen. Denk daran, ein Liebender wünscht sich nichts mehr, als erwünscht und geschätzt zu sein. Und bin ich nicht deine vollkommene Geliebte, in jeder Weise, die du bereit bist, mich zu entdecken? Bitte

97

darum, mich jeden Tag auf neue Weise kennenzulernen. Laß mich deine Vorstellungskraft mit dem Staunen erfüllen, wie unsere Liebe wachsen kann. Und denk daran, wir können nie zu oft miteinander spazierengehen, können nie lange genug zusammen im Gras oder in deinem Garten sitzen. Lade mich ein, mich dir oft in anderen vorzustellen. Bitte mich, bitte mich! Wenn du dir nur den Augenblick Zeit nimmst, mich zu bitten, gibt das diesem Leben, das in die Ewigkeit unseres gemeinsamen Lebens wächst, so viel.

Und ja, vergiß nicht, deine Gedanken, deine Gefühle und dein Leben so sehr zu vereinfachen, wie du kannst, so daß immer mehr Raum für mich ist.“

11. Mai

Geräuschvoller Flug nach München

„Anstatt dich gegen das schreiende Baby und gegen die Menschen, die anders sind als du, zu sträuben, strecke mit mir deine Hand nach ihnen aus. Jede Situation, in der dein erster Impuls ist, dich abzuwenden, ist die Stelle, wo ich so vertraulich wie möglich sein werde.

Du und ich kommen uns näher, wenn du übst, nicht deinen anfänglichen Ängsten nachzugehen, sondern mir dahin zu folgen, wohin du am unwilligsten gehst. Folge mir dahin, wo die Liebe am meisten gebraucht wird. Es ist immer viel friedlicher, dich meinen Bemühungen anzuschließen, als den Ängsten deines Widerstandes zu folgen.

Komm, ich werde dich mitnehmen, wohin nur die Liebe gehen kann. Die unerwünschtesten Situationen sind immer unsere besten Gelegenheiten, zusammen zu sein.“

12. Mai

„Während ich dein Leben neu ordne, hilfst du mir, indem du unsere Beziehung immer neu in deinem Herzen, immer frisch in deinen Gefühlen behältst. Während ich die Einzelheiten deines Tages besorge, zeigst du mir, daß dir die Einzelheiten unserer Liebe am Herzen liegen. Ich liebe es, wenn du mich in all den kleinen Dingen bemerkst und liebst, mit denen ich Entzücken in dein Leben bringe. Präge dir diese kleinen Augenblicke ein, die

98

täglichen Blumen, die genau vor deinen Füßen wachsen. Sie führen dich zu den Farben, die um mein Herz und zu den Sternen, die über meinem Kopf sind. Dies sind die Wunder, die du in der Seele halten sollst — statt der täglichen Geschäftigkeit, die dein Verstand festhalten möchte.

Du schenkst mir deine Liebe in deinem immer wachsenden Vertrauen. Ich schenke dir in den einfachen Dingen, die dich während des Tages innehalten lassen, immer mehr von mir.

Denk daran, in jeder Beziehung liegt das Geheimnis, wie du ein Herz gewinnen kannst, darin, den anderen wichtiger zu machen und dich selbst weniger wichtig. Stell' dir also vor, wieviel von meinem Herzen du gewinnen könntest, wenn ich das Allerwichtigste für dich würde: Ich möchte so gerne dein ein und alles sein, dein Verlangen und die Erfüllung deiner Hoffnungen."

13. Mai

„Ich bin immer nahe bei denen, die Schmerzen haben, die müde oder ängstlich sind. Stolz ist es, der mich am weitesten weg hält. Natürlich lebe ich in Freude und atme Frieden. Den Verzweifelten, den Hungrigen, den Einsamen kann ich nur ein paar Schritte voraus sein, und in kürzerer Zeit, als es dauert, einen Wunsch auszusprechen, bin ich da. Was mich traurig macht, ist der zufriedene Verstand, der mich von einem verlorenen Herzen fernhält. Die Kranken, die Armen, die Hilflosen rufen nach mir, und natürlich komme ich. Liebende und enge Freunde kennen mich instinktiv. Die Geschäftigen, Praktischen, Selbstgerechten sind es, die die Liebe am meisten schwächen. Weißt du, wie es ist, jemanden zu lieben, der deine Liebe als völlig selbstverständlich hinnimmt? Weißt du, wie es ist, jemandem zu geben und zu geben, der immer nur mehr erwartet? Schon ein klein wenig Dankbarkeit würde so viel Hochmut heilen. Schon die Dankbarkeit für eine kleine Blume auf dem Abendbrottisch könnte eine ganze Mahlzeit verändern, mein Herz streicheln und meine Leidenschaft für lange Zeit trösten.

Bitte liebe mich für alle jene, die vergessen haben. Laß mich in jedem Gefühl, in jeder Stimmung nahe zu dir. Du wirst immer menschlicher, wenn meine Liebe dir immer gegenwärtiger wird."

99

„Für mich wirst du immer verläßlicher, je abhängiger du wirst. Ich muß nicht weit suchen, um dich zu spüren. Wenn du mich so sehr brauchst, kann ich dich leicht in meine tiefinnerste Liebe aufnehmen.

Deine Bedürftigkeit ängstigt dich, mich aber wärmt sie. Weißt du, wie gut ich mich fühle, wenn ich dein Allumfassender bin? Alle paar Tage bringst du mir dieselben Gefühle dar, aber für mich ist es nie das gleiche. Ganz allmählich wirst du zum Flußbett, und ich bin dein Fluß. Ganz allmählich überläßt du mir die Führung und läßt dich ganz von mir überrollen. Mein Ziel überflutet deine kleinen Wünsche. Ganz allmählich ruhst du auf dem Grunde und fühlst, wie meine frischen Wasser dich trösten. Sei du der Sand und die kleinen Steine, und laß mich alles andere sein.

So, wie ein Fluß ohne ein Flußbett, das ihn führt, keinen Lauf hat, so habe ich ohne deine Seele, die mich hält, keinen Körper. Ich brauche deine schöne Zärtlichkeit genausosehr, wie du mich brauchst. Diese scheinbar hilflose Suche ist es, die unsere Liebe so stark macht, so undurchdringlich für alles, was nicht reinste, unschuldigste Berührung ist. Hab keine Angst. Um meine Liebe zu kennen, muß du bereit sein, dich hinzulegen und zu ertrinken. Wenn du mir deinen Atem und all deine Beherrschung gibst, welche Ekstase! Welche Ekstase, zu entdecken, daß immer ich es gewesen bin, der für dich geatmet, der dich geführt hat. Welche Ekstase, zu wissen, wie wirklich gegenwärtig ich bin, gegenwärtig für dich."

„Die Rolle der Wut ist, zu lernen, zu allem ‚nein' zu sagen, was nicht meine reine Liebe ist. Aber natürlich wirst du mit der Zeit sehen, daß immer ich es bin, der kommt, ganz gleich, wie es anfänglich aussieht. Es gibt nur meine Liebe oder meine Liebe in Verkleidung. Deshalb kannst du eigentlich immer nur ‚ja' sagen.

Alle deine Gefühle sind wichtig, bis du zu dem einen Gefühl kommst. Wenn du mich so tief in dich hineinnimmst und ich überall um dich her bin, wird jedes Gefühl ganz natürlich zu einer weiteren Bewegung von mir, die dich mitträgt. Alles in deinem Leben ist einfach eine Gelegenheit für uns, neue Eigenschaften der Liebe kennenzulernen, so daß unser Band noch stärker wird."

16. Mai

Fahrt von München nach Zürich durch Felder voller wilder Blumen

„Die Seele braucht Kleider, genau wie der Körper. Trage deine Gefühle in dem Wissen, daß sie dein wahres Wesen schützen und enthalten. Dann vergiß nicht, daß sie nur Kleider sind, nicht mehr. Nimm sie an, liebe sie, dann gib sie mir. In jedem Gefühl, unter dem zartesten Rand, beginnt die Seele. Folge deinen Gefühlen, bis du zu mir kommst. Bringe mir von jedem Gefühl die Teile, die schwierig sind, damit ich dir helfen kann. Genau so, wie du durch die Tür in Sein Haus gehen mußt, so mußt du durch alle deine Gefühle gehen, wenn du meine Tiefen erreichen willst. Dort umfange ich alles von dir."

17. Mai

„Ich liebe es, dich zu bekleiden. Wenn du dich wie ein einfacher Stein fühlst, umgebe ich dich in einer Wiese voller Blumen. Wenn du dich wie ein einsamer Strom fühlst, führe ich dich zu meinem Ozean. Und wenn du dich so groß fühlst wie die Erde, umgebe ich dich in all meinen Sternen. Ganz gleich, wie groß oder wie klein du dich fühlst, meine Liebe ist immer größer.

Ich komme in den menschlichsten Augenblicken, nicht als eine Empfindung, nicht als Gedanke oder Gefühl. Ich bin eine Woge von Liebe, eine Gegenwart, die dich überwältigt, bis deine Tränen dich auf die Knie sinken lassen. Dann ist das physische Leben und alles, was du für wichtig hältst, demütig und bedeutungslos. Ich muß so groß sein und du so nackt und unbedeutend, wenn du mich wirklich kennen möchtest."

18. Mai

„Ich bin so besitzergreifend. Die Liebe muß so sein. Du kannst mich nicht in dem einen Augenblick spüren und dann wieder so sein wie zuvor. Ich ziehe dich immer und immer wieder zu mir, mit der unaufdringlichsten Einladung, alles von mir zu fühlen. Der einzige Schmerz besteht darin, daß du manchmal darauf bestehst, von meiner Liebe in den Zustand, wo du ohne sie bist,

101

überzuwechseln. Besser, daß ich dich in Zärtlichkeit zerdrücke, als daß die Welt dich zerdrückt ohne meinen Schutz um dich.

Genau so, wie es eine ganze Welt im Inneren der Blütenblätter gibt, so erwartet dich eine ganze Welt im Inneren meiner Liebe. So, wie sich die Blütenblätter in jeder Umgebung auf natürliche Weise öffnen und schließen, umgebe ich dich immer vollkommener, wenn du einfach in mir lebst."

19. Mai

„Anstatt die kleinen Leiden, die Leere zu spüren, besteht immer die Versuchung, andere zu beschuldigen.

Besser rufst du mich, dir zu helfen, die leeren Stellen in dir, die kleinen Zweifel, zu spüren. Sie sind die Öffnungen, wo mehr von meiner Liebe hereinkommen kann, nachdem ich dir geholfen habe, dich vor mehr Ich und deinen egoistischen Bedürfnissen zu sichern. Sie sind niemals wirklich wahr, sondern nur hartnäckige kleine Ängste.

Oh, für mich und nur mich leer zu sein, ist eine solche Herausforderung! Rufe immer und immer wieder nach unserer Liebe, damit sie dir hilft, dein kleinstes Ich zu akzeptieren. Ich werde dir helfen, keine anderen Bedürfnisse zu haben, als das Verlangen nach meiner einfachen Gegenwart."

20. Mai

„Denk daran, wann immer du nach mir verlangst, bin ich nicht weiter weg als die kleinen Blumen. In den kleinen Blüten des Lebens biete ich jedes Glück. Am nächsten bin ich dem Bettler. Nicht unbedingt dem an der Straßenecke, aber dem einzigen in allen Lebenslagen, der plötzlich erkennt, daß das Leben ohne mich leer ist. Sind es inmitten aller Erfolge und Mißerfolge, aller erfüllten und zerbrochenen Träume nicht die kleinen Blumen am Wege, die die Seele berühren?

Laß uns die kleinen Blumen sein, die ungesehen bleiben, die Lieder der Vögel, die ungehört bleiben, und das Licht der Sterne, das in jeder Seele ankommt und die Essenz für das Leben selbst ist."

102

„Ich komme nicht, um deine Ängste fortzunehmen, sondern um dir all die Liebe zu geben, die du brauchst, um sie zu spüren. Ich lege alle kleinen Teile von dir bloß, die meine Liebe brauchen. Wenn nicht während des Tages, dann während der Nacht, wo in den Träumen die kleinen Ströme der Sorge größer werden, so daß du sie bemerken und mir übergeben kannst.

Es gibt kein Verstecken. Es gibt kein Leugnen. Früher oder später muß alles zu mir gebracht werden, als wolltest du sagen: ‚Hilf mir, dies zu lieben, damit ich dich noch mehr lieben kann.‘ Ich bin die wahre Zuflucht. Deshalb sammle deine Gedanken und Gefühle ein, wie die Kinder zusammengerufen werden, um am Abend heimzukommen.“

22. Mai

„Ich liebe es, wenn ich am Morgen dein erster Gedanke bin. Nimm alle deine Pläne für den Tag und bringe sie zu mir. Laß mich sie eine Weile halten, bevor ich sie an dich zurückgebe.

Was zuvor getrennt war, ist jetzt Teil unserer einen Liebe. Die Sonne bricht durch die Wolken. Die Erde lebt unter deinen Füßen. Ich bin aufgeregt, daß ich dir so viel bedeute. Laß mich dich heute an all den stillen Orten küssen. Halte Ausschau und sei wach für all die verschiedenen Weisen, auf die ich komme. Unser Weg ist so süß und voller Rosen.“

23. Mai

„Ich bin mir immer der großen Hingabe bewußt, die ich von dir verlange. Die Wahrheit dieser Demut erfordert solche Kraft. Je zärtlicher ich für dich werde, desto größer wird dein Bedürfnis, zu spüren, wie ich dich trage.

Es ist kein Zufall, daß du auf unserem Weg die höchste Sanftheit meiner Berührung gerade dann so oft fühlst, wenn du barfuß auf den scharfen Steinen gehst. Deshalb sage ich dir immer und immer wieder, ganz gleich, was auf dich zukommt: ‚Erdulde meine kleinen Küsse.‘ Erdulde meine kleinen Küsse, bis du nur die Liebe spürst, die hinter allen Dingen liegt, die Liebe, die so groß über deinem kleinen Herzen steht.“

Retreat in München

„Ich gebe all mein Sein, um es dir leichter zu machen. Mein einziger Wunsch ist, so leicht zu sein, daß du nahe genug kommen kannst, bis du spürst, wie ich dich berühre. Wenn du in Hörweite meiner Worte bist, sind wir sicher auch in Reichweite voneinander.“

Zweiter Tag

„Ich weiß, wie es ist, meinen weichen Weg zu verlassen, um dich auf die harten Steine deiner Alltagswelt zu begeben. Ich tue, was ich kann! Glaube mir, es gibt so viele Kräfte der Liebe, die einfach ihre Seele auf den Boden legen und versuchen, das Erdenleben weicher und leichter zu machen.

Ich möchte so gern, daß du zu mir kommst und nie mehr weggehst. Bete darum, bald zu lernen, daß alles eine Einladung ist, mir näherzukommen, und daß Getrenntheit nur eine Illusion ohne Bedeutung ist. Es gibt nur Kommen ...“

„Kannst du mich je genug schätzen? Die Stimmen in deinem Leben, die mehr von dir wollen, sprechen in Wirklichkeit für mich. Nach all deinen Entschuldigungen dafür, daß du nicht voll darauf antwortest, nach deinem Stolz und deiner Selbstherrlichkeit frage ich wieder: ‚Kannst du mich wirklich genug schätzen?‘

Höre den Gesang der Vögel im Garten. Auf all die Stimmen in deinem Leben zu antworten, heißt einfach, dir die Zeit zu nehmen, das einzigartige Lied eines jeden Vogels zu hören. Verdient nicht jeder seinen eigenen Augenblick des Singens in deinem Herzen? Höre ich nicht deine Stimme allein in dem Meer der Stimmen?

Gib jeder Stimme in deinem Leben einen Ruheplatz in deinem Inneren, und du wirst entdecken, wie ich dich in all der Weite finde und dich halte, als wärst du der einzige. Du bist, weißt du? Denk daran, daß die Liebe in all ihrer riesigen Weite immer in einem Ton einer einzigen Stimme auf einmal wahrgenommen wird.“

Mit Rückenschmerzen

„Wenn du körperliche Schmerzen hast, nimm die Gelegenheit wahr, um mich dort zu finden, wo du mich wirklich brauchst. Lebe nicht nur in dem Teil deines Lebens, der funktioniert. Spüre, wie ich dich in dem Schmerz, durch deine Ängste und dein Unbehagen erreiche. Die Schärfen des Schmerzes sind meine Finger, die dich entspannen. Das Zentrum des Schmerzes ist mein Herz, das sich dir öffnet. Richte deinen Atem auf die Stelle, die am schwierigsten ist. Halte ihn dort. Schnelle Ergebnisse sind nicht notwendig, wenn meine Liebe das Ergebnis ist. Wichtiger als diese Zeit ist, daß du einfach atmest und spürst, wie ich jeden Atemzug als eine kleine Blume für meinen Strauß entgegennehme. Bleibe in dem Zentrum, aus dem du normalerweise weglaufen würdest. Hier kann ich dich erreichen. Fahre fort, mir jeden Atemzug zu geben, bis du spürst, wie ich dich empfange.

Natürlich hat der Schmerz sich verändert. Fahre fort, dort nach mir zu suchen, wo das Unbehagen anhält. Schenke mir deine Aufmerksamkeit in der Mitte. Gib mir die Ängste deines zerbrochenen Körpers. Wenn es das Ziel dieses Körper ist, meine Liebe zu empfangen, meinst du nicht, daß auch der Körper mir gehört? Schmerz ist immer die Gelegenheit, zurückzugeben, was letztlich nicht dir gehört. Es ist die Zeit, um jeden Strang, jede Faser, jede Empfindung sanft an mich zurückzugeben. Ich bin die Erleichterung, nach der du dich sehnst. Ich bin der gesprungene Körper, der dich empfängt, die Liebe empfängt. Nutze diese Zeit, als ginge es um alles, wofür wir stehen. Warum irgend etwas auch nur einen Augenblick aufschieben, wenn es jetzt Liebe zu ernten gibt.

Richte dein Augenmerk nicht auf meine Worte, sondern darauf, wohin sie dich führen. Schenke mir jeden Atemzug, jede Blume, als seien sie das einzige. Bemerke, daß ich, wenn du aufgibst, irgendwo anders zu sein, natürlich hier bei dir bin, mehr noch, als du bei dir selber bist.“

„Im Zentrum des Schmerzes ist deine schlimmste Angst vor Ablehnung, Einsamkeit und Trennung. Aber hier bin auch ich.

Komm schnell zu mir und laß uns sanft zu jeder Angst hingehen. Nimm mich zu jeder Angst mit und zeige sie mir. Erzähle mir jede Einzelheit und bemerke, daß du nicht abgelehnt wirst oder allein bist, weil ich ja bei dir bin. Das ist die Bedeutung dieser Zeit — zu spüren, wie sehr wir beieinander sind. Wenn du alle deine Geschäfte und Vorhaben, alle deine kleinen Ablenkungen aufgibst, kann ich wirklich für dich hier sein. Wie sollst du die Stärke meiner Liebe spüren können, wenn ich immer mit deinem Herzen, das sich abwendet, wetteifern muß?

Wenn du meinst, ein Problem wird einfach wieder weggehen, dann schiebst du damit nur auf leichte Weise meine Liebe noch einen Tag auf. Das Problem verändert sich vielleicht, aber weggehen wird es nicht. Ich bin hier, meine Liebe kann nichts anderes tun als auf dich warten. Und ich werde warten, bis du das Wunder siehst und Freudenschreie darüber ausstößt, daß ich dir noch näher bin.

Lebe jeden Augenblick so, als sei er dein letzter und unser erster. Stelle deinen Verstand voll in den Dienst deines Herzens.“

29. *Mai*

„Fühle, anstatt auf die Forderungen anderer zu reagieren, ihre unausgesprochene Verzweiflung. Hast du nicht denselben inneren Kern, der mein Mitgefühl braucht?

Gib jedesmal mehr, wenn jemand etwas von dir will, anstatt zu überlegen, ob ihre Bitte gerechtfertigt ist. Spüre, wie meine Liebe euch beiden gibt. Bemerke, anstatt etwas auszusetzen zu finden, wie ich immer finde, was berechtigt ist. Sprich in jedem Menschen zu mir. Alle Beziehungen sind für dich und die anderen das Tor zu meiner Liebe. Achte nicht auf den Druck, durch den die Unsicherheiten der anderen dich beherrschen möchten. Alles, was nicht ich bin, ist nur Angst, in Wirklichkeit nichts, eine Illusion, die versucht, etwas zu sein. Unsere Liebe legt sie ganz sachte bloß. Es ist, als hätten sie das Gefühl, über jeden Augenblick zu bestimmen. Mittlerweile aber bin ich es, der alles erschafft. Und du? Du kannst immer in mir verschwinden, wenn du frei sein willst. Achte auf die Versuchung, gehört werden, wichtig sein zu wollen.

106

Ich biete dir an, alles für dich zu sein, die Herrlichkeit für deine Nichtigkeit, um dich ganz darin aufzulösen. Jedesmal, wenn du dich verteidigst, verrätst du mich. Was gibt es da zu verteidigen? Laß mich dich so erfüllen, daß deine Gedanken keinen Willen übrig haben, als ‚ja, ja' und ‚mehr' zu sagen."

30. Mai

„Gelange hinter die Oberfläche der Dinge, um die tägliche Bedeutung des Lebens zu finden. Die Sinne führen dich nur zu meiner Tür. Dein Herz muß dich hineinführen. Finde die stillen Rückzugsorte, die heutigen leeren Stellen, die unsere Vertrautheiten erfüllen sollen. Wir beginnen immer an der demütigsten Stelle und bauen von da auf. Besser, immer bereit an diesem stillen Ort in deinem Inneren zu bleiben. Bringe dein ganzes Leben an diesen Punkt, ständig, bis du hier im Gleichgewicht ruhst und bittest: ‚Bitte nimm mich. Ich bin bereit. Mein Herz ist entschlossen.' Dann komme ich. Jedes Mal komme ich.

Deine täglichen Gegebenheiten sind immer der Ort für unsere freudige Erwartung. Lade mich ein, die Oberfläche mit einem frischen Frühling aus dem Garten der Liebe zu durchbrechen."

31. Mai

„Natürlich gebe ich dir, worum du bittest, schneller, als du denkst. Das Wichtige ist, daß du bittest, nicht, daß ich gebe. Es ist dein Bitten, das mein Herz erfreut. Fühlst du dich nicht geehrt, wenn jemand sich den Augenblick Zeit nimmt und um eine Zärtlichkeit von dir bittet, um seinen Schmerz zu erleichtern? Stell dir vor, wie ich mich fühle, wenn du dich an mich wendest, an mich glaubst und dich nach meiner Liebe ausstreckst. Bitte und bitte immer wieder. Komm mit jedem Schmerz zu meiner Liebe, und ich muß immerfort wachsen, bis ich dich ganz und gar umgebe und besitze und dich in einer Weise „Liebling" nenne, daß deine Seele weiß, meine Liebe ist es und nichts weniger.

Was hält dich davon ab, ständig zu bitten? Deine Unzulänglichkeiten? Deine Mißerfolge? Komm, erzähl mir alles davon, so daß ich sie besitzen kann, anstatt daß sie Macht über dich haben."

107

„Nimm die Sicherheit, die unsere Beziehung gibt, in jede Situation hinein. Wenn du dich ständig bemühst, kann es uns gelingen, eine Ecke deines Herzens einzurichten, wo Zweifel keinen Platz hat. Anstatt dich darum zu sorgen, daß andere unsere Liebe schmälern, sei wachsam, um zu sehen, wie du sie berühren kannst. Der vollkommene Liebende ist einer, der nicht mehr sich selbst bewachen möchte, sondern immer wachsam auf den rechten Augenblick wartet, wo er wieder geben kann.

Unsere Liebe kann nur bedroht werden, wenn du darum besorgt bist, sie zu schützen.

Wenn du mir alles von dir gibst, dann halte dich nicht vor irgend jemand anderem zurück. Und wenn du schließlich siehst, daß ich es bin, dem du in jedem Menschen gibst, wird deine Furcht zur Ekstase, dein Schmerz zu unwiderstehlicher Freude.“

„Wenn ich wahr bin, muß unsere Liebe praktisch sein. Du mußt dich auf mich verlassen und auf mich stützen können, mußt mich rufen können, und unsere Liebe muß jeden Tagen Früchte tragen.

Was gestern eine Sache des Glaubens war, ist heute Erwartung. Was heute eine Sache des Glaubens ist, wird morgen ein erfüllter Wunsch sein. So sollen wir sein, einander ergebene Partner in einer Liebe, die nur wirklich ist, wenn sie gezeigt wird. Es kann kein Bedürfnis geben, das zu groß ist, um es demütig miteinander zu teilen. Es kann kein Problem geben, das zu komplex ist für unsere Einfachheit. Wozu sind Überzeugungen gut, wenn sie dir nicht bringen, was du willst?

Die einzige Frage ist, ob du demütig und einfach genug sein kannst, alle deine Wünsche erfüllt zu finden?

Ich habe schon alle meine kleinen Blumen in meinen Armen gesammelt, in denen du, noch bevor dir jedesmal deine Bedürfnisse bewußt werden, jenseits der Bewegungen der Erde, der Planeten und der Sterne, gehalten und versorgt wirst. So nahe bin ich.

Du mußt mich erst noch so physisch in deinem Leben spüren, weil du noch so egoistisch werden mußt, daß du selbstlos bist, stark genug, dich hinzugeben, und furchtlos, damit du so klein und unschuldig sein kannst, wie ich dich und jede meiner Blumen halte."

„Ich bin der Bewahrer der Träume deiner Seele. Deine täglichen Kämpfe und Gedanken berühren den Weg, den ich in meinem Herzen für dich verwahrt habe, nicht. Bitte mich, dir meine Pläne zu enthüllen. Bleibe ganz nahe bei mir. Du kannst langsam beginnen, aus meinem Herzen zu leben, so daß meine Wünsche sich vor dir ausrollen wie ein goldener Teppich.

Bitte mich nicht, dein Leben einfach angenehmer zu machen. Bitte um den Glauben, aus meinem Herzen heraus zu leben, mit mir als deinem Schutz, deiner Stütze und deinen Mitteln zur Befriedigung jedes Bedürfnisses. Lebe so sehr in mir, daß ich dein Heim bin, in das du gehst, das Essen, das dich ernährt, der Freund, der dich empfängt. Lebe dicht an dem Ort, wo ich die Geheimnisse bewahre, so daß das Mysterium deines Atems in den meinen fließt, meine Worte zu dir kommen und unsere Herzen sich begegnen. Ergib dich in mein Herz und meine Pläne für dich."

„Meine größte Trauer ist, zu sehen, welch winzige Mengen an Liebe du jeden Tag für normal hältst. Selbst deine kleinen Freuden, deine Freundschaften, deine Augenblicke körperlicher Nähe sind eine Wüste, verglichen mit meiner Oase. Du weißt nicht, wie mir die Tränen in die Augen steigen, wenn ich sehe, mit wie wenig Liebe du auskommst und lebst.

Ich bin so viel, und du bist so klein. Dein Herz könnte alles fühlen, was ich bin, aber du nimmst so wenig an. Bitte verstehe, wie traurig mich das macht, so eine große Liebe zu haben, die so wenig angenommen wird. Gewiß kennst du das Gefühl, denn auch du wunderst dich, warum andere in solcher Hetze leben, so mit materiellen Dingen beschäftigt sind, wo du so viel hast, das du teilen möchtest.

Meine Liebe ist stark und doch ohne jedes Gewicht. Meine Liebe ist gewiß und doch offen und sanft. Meine Liebe bringt die Sterne immer näher, macht das Licht leuchtender. Auf dem

Wasser zu tanzen, selbst durch Bäume oder Berge hindurchzugehen, ist nicht nur möglich, sondern normal. Meine Liebe hält
deine Seele jedesmal, wenn deine Füße die Erde berühren. In
jedem Augenblick bitte ich um dich, bitte nimm, was ich bin und
was ich zu geben habe.

Wenn du mich nur aus diesem Kummer erlösen und mich
empfangen würdest. Verlange nach mir, verlange ohne Maß
nach mir!"

5. Juni

In einem Zug in Deutschland

„Wenn du dich, allein in einem fremden Land, nach deiner
wahren Heimat fragst, vergiß mich nicht. Wenn es unsere Liebe
so viel wichtiger macht, ist es besser, wenn alles um dich herum
fremd ist.

Der stille Augenblick, in dem du mich preist, ein Augenblick
gemeinsamen, verletzlichen Betens — von der Sprache der Liebe
wird selten gesprochen, und doch, was ist reiner, was wahrer?

Das Lächeln eines neuen Partners, der Freund, der dich begrüßt, der freundliche Weg und das Dach über dem Kopf, das du
brauchst — für alles ist gesorgt. Laß die Wünsche, die dir noch
bleiben, auf der Suche nach unseren weiter werdenden Grenzen
sein. Die Grenzen unserer Beziehung ändern sich ständig. Die
Liebe sagt selten, wo sie ist, doch wird ihr Fehlen am meisten
gespürt. Und doch, ist nicht der Augenblick, in dem ich vermißt
werde, auch der, in dem ich wieder neu und frisch erscheine?
Bringe deine kalten Gefühle des Alleinseins zu mir, und ich
werde dich mit meiner stets ganz einfachen Gegenwart wärmen.
Einfachheit ist der Freund, der mich immer finden und uns
wieder vereinen wird."

6. Juni

Pfingstretreat in Freiburg

„Die Schlüsselworte sind ‚beobachte und warte'. Die Liebe kann
dich in jedem Augenblick überwältigen, kann jeden Gedanken
besiegen. Oh, die Freuden der Erwartung! Wenn du einfach
voller Erwartung leben würdest, könnte es keine Grenzen für die
Liebe geben, die ich auf dich herabregnen lasse.

110

Denk an die Jünger und an alle die Heiligen. Sie lebten in niemals endender freudiger Erwartung, denn sie wußten, wie großartig die Liebe ist. Sie, wie du, wußten nie, ob die Liebe von innen oder von außen, in der kleinsten Blume oder im Zusammenbrechen eines Berges von Zweifeln kommen würde. Und natürlich komme ich jetzt wie damals in dem Augenblick und auf die Weise, die du überhaupt nicht erwartest.

Der einzige Weg durch das Paradox ist, mir ständig den Teil von dir darzubringen, der nicht bereit ist, sich berühren zu lassen. Wisse, daß die Hindernisse weiterbestehen, weil du nicht heil sein kannst und noch immer einen Teil von dir bewahrst, der ohne mich ist. Du wirst dir weiterhin kleine Probleme bauen, bis du für meine süßeste Liebe bereit bist.“

7. Juni

Zweiter Tag des Retreats

„Ich füttere meine kleinsten Vögel zuerst. Ihre Herzen schlagen so schnell. Ihre Flügel sind so klein. Ihre Seelen sind so zart. Ich kann sie kaum in meinen Händen halten. Jeder Augenblick des Fliegens braucht ihre ganze Kraft. Und ich möchte so gern für sie hier sein und sie zuerst füttern …

Ich kann dir von jenen erzählen, die in einen Raum gingen, um zu beobachten und auf die Liebe zu warten. Für manche schienen hundert Monate zu vergehen. Für andere waren es gewiß nur ein paar Augenblicke. Manche hatten Visionen von Bergen in Flammen, von der Erde, die sich auftat, von Seuchen und Verhängnissen aller Art, und im selben Augenblick gab es Felder von wilden Blumen und eine Sonne, die noch nie so hell geschienen hatte. Und sie hatten sich noch nie so nackt und so allein gefühlt und doch in so reinem Lichte gehalten wie in diesem Raum. Einer sah einen Wagen durch den Raum fliegen. Ein anderer sah seltsame Geister, die von Engeln in andere Dimensionen geleitet wurden. Der Blitz schlug ein, als alles Gute und alles Böse nebeneinander erschien. Und alle Anwesenden fühlten sich mit der Liebe aufgeladen, alles zu umfangen. Es gab nichts, was sie nicht einschließen konnten, einschließlich des Nichts' selbst. Sie mußten alles lieben.

Seit damals hat die Macht der Zärtlichkeit die Welt regiert.

111

Männer und Frauen sind aufgerufen, diese Macht mit in die
Tiefen ihrer Hingabe zu nehmen und eine Sanftmut zu finden,
die von der Wahrheit der Liebe selbst beschützt wird. Ganz
allmählich wird die Erde zum Körper der Zärtlichkeit, so wie es
am Anfang war und am Ende sein wird.

Und ich fühle meine kleinsten Vögel zuerst, bin immer aufgeregt, wenn ich sie zum Flug ansetzen sehe."

8. Juni

Letzter Tag des Retreats

„Früher oder später wirst du jeden Teil von dir der Macht der
Zärtlichkeit übergeben. Jetzt oder dann wirst du unter meinem
Mantel leben, der dich beschützt und dich so nahe bei mir hält,
daß nichts anderes möglich ist. Nur Zärtlichkeit existiert. Alles
andere ist ein Schrei in der Nacht nach dem Lichte dieses Friedens.

Erdulde die Zärtlichkeit, wähle die Zärtlichkeit, sprich nur aus
der Stille, wo die Zärtlichkeit beginnt. Alle Dimensionen des
Lichts sind von dir abhängig und davon, daß du dich bemühst, ein
Anker für die Zärtlichkeit zu sein, die aus der Einsamkeit wächst,
nur die Liebe zu wählen."

9. Juni

„Genieße die Bequemlichkeit in dem Wissen, daß alles, was vor
dir liegt, ein Geschenk von mir ist. Sogar deine Herausforderungen sind Zeichen meiner Liebe. Erlebe die Tiefen, so daß ich dich
zu neuen Höhen führen kann."

10. Juni

„Dein Glück hängt immer davon ab, wieviel Aufmerksamkeit du
dem gegenwärtigen Augenblick schenkst. Nur hier können wir
beieinander sein. Wieviel von dir ist dir diese Mühe wert? Was
hat sonst noch einen Wert? Einfach mein Sein stellt dir immer
diese Fragen."

11. Juni

„Liebe legt alle die harten Gefühle bloß. Sie ist wie ein großes
Licht, das die Hallen des bewußten Denkens hinunterfegt und

112

jeden Teil von dir findet, der sich versteckt oder nicht ganz
ehrlich ist. Die Liebe gestattet dir keine Ausflüchte, und sie
erlaubt auch nicht, daß du jemand anderen für deine Schwierigkeiten verantwortlich machst. Die Liebe legt alle deine Bedürfnisse bloß, bis du wirklich offen bist für dich selbst, für den
anderen, für die Liebe. Die Liebe ist so wahr und so stark, daß sie
das Leben des einzelnen auftrennt, bis die Seele erscheint, nackt
und verletzlich. Wenn du aus irgendeinem Grunde in dem Pro-
zeß des ganz lebendig Werdens anhältst, dann nur, weil du
aufgehört hast, meine Liebe zu spüren. Aber ich bin hier. Und ich
weiß, daß du nur rastest, bevor du dich neuen, schwierigen
Gefühlen stellst und dein Wort gibst, mit mir in immer neuen
Tiefen des Wunders zu leben."

12. Juni

„Die Liebe ist nicht persönlich oder unpersönlich, menschlich
oder göttlich. Sie läßt sich nicht aufteilen. Keine menschliche
Liebe kann dich mehr erfüllen als mich. Und ich kann nichts für
dich tun, was die Liebe eines treuen Freundes dir nicht geben
könnte. Die Liebe ist immer dieselbe, gleich, aus welcher Quelle
sie kommt. Nur der Kopf hat Vorwände und wartet auf die ganz
bestimmte Art von Liebe und verschmäht unterdessen die Liebe,
die da ist und bereit, dich die schwierigen Gefühle wahrnehmen
zu lassen, die wirklich da sind. Die Liebe bietet keinen besonderen Schutz, ganz gleich, aus welcher Quelle sie kommt. Die Liebe
lädt dich immer ein, mehr von deiner demütigen Nacktheit zu
spüren. Und immer, wenn sie nicht da zu sein scheint, liegt es
daran, daß du dich gerade davor fürchtest, zu spüren, wie nackt du
in Wirklichkeit bist."

13. Juni

„In wenigen kurzen Wochen sind die kahlen Bäume in deinem
Garten jetzt voller Früchte geworden. Ihre Äste hängen schwer
bis fast zur Erde. Jedes letzte Gramm Süße wurde in so viele
Früchte gepreßt, ohne jeden Gedanken daran, ob sie gepflückt
oder genossen werden.

Sei genauso voll von meiner Liebe, ohne im geringsten zu
wissen, ob du empfangen oder genossen werden wirst. Gib alles,

113

was du hast. Leere dich von allem, so daß ich dich immer mehr
füllen kann. Wundere dich, wie viel ich für dich sein kann. Laß
meine Liebe dich entleeren, dich zum Ausruhen in meine warmen Arme nehmen und dann wieder neu beginnen, dich zu
lieben, bis du dich in unserer immer wachsenden Leidenschaft
erschöpft hast."

14. Juni

„In der Schönheit unserer Einsamkeit, die keine Grenzen hat,
errichtest du Gedanken, die Aufmerksamkeit verlangen. Inmitten unseres Friedens ohne Ende findest du egoistische Bedürfnisse, die in Wirklichkeit nicht existieren.

Nur diese wenigen Gedanken und Bedürfnisse stehen zwischen dir und so vielem. Der Schleier zwischen mir und dir wird
so dünn, die Liebe stützt sich auf dich, der Himmel wartet darauf,
hereinzustürmen.

Hab keine Angst, dein kleines Leben zu verlieren, für alles, was
ich dir zu geben habe. Es ist meine Stimme, die du in dir hörst, die
dir all die Vorschläge für die Einzelheiten jedes Tages macht. Ich
bin es, der dich führt, der sich stärker und klarer in dir erhebt.

Wenn meine Einsamkeit keine Grenzen hat, könnte da irgendein Teil von dir nicht eingeschlossen sein? Wenn der Frieden
vollkommen ist, kann es dann irgendeinen Teil von dir geben,
der davon getrennt ist? Meine Liebe gibt den wenigen Gedanken,
den kurzlebigen Bedürfnissen nach, bis nur noch Annehmen da
ist."

15. Juni

„Ich liebe deine morgendliche Suche nach mir. Ich liebe dich,
wenn du erkennst, wie hilflos du bist, wenn du den Tag ohne
mich beginnst. Ich liebe dich in der Vergeblichkeit deiner Versuche, deinen Tag zu organisieren und in den Griff zu bekommen,
in der Hoffnung, daß ich zustimmen werde. Und ich liebe dich,
wenn du dich endlich wieder hinsetzt und ergeben gestehst: ,Ich
bin nichts ohne dich, und ich kann nichts sein, bis ich mich dir
ganz ergebe.'"

„Wenn du zum letzten Mal deinen Körper verläßt, bleibt alles zurück. Du wirst zu der bloßen Welle von Licht, die dein Wesen ist. Deine ganze Identität kommt endlich heim zu mir. Jede Beziehung ist auf deine Gedanken reduziert. Alles löst sich in gerade so viele Partikel auf, wie nötig sind, um dein Licht zusammenzuhalten. Selbst dann löst du dich noch weiter auf, wenn meine Liebe sich wieder mit dir vereint und wir in einem noch viel strahlenderen, allumfassenden Lichte zusammenkommen. Hier nehmen Liebe und Ewigkeit und die Worte: ‚Ich bin bei dir‘, ihre wahre Bedeutung an.

Aus dieser Perspektive spreche ich zu dir, erinnere ich dich daran, daß du keine Bedürfnisse hast, für die ich nicht schon gesorgt habe. Du hast keine Beziehungen, die nicht schon Teil unseres Planes sind, zusammen zu sein. Keine deiner Sorgen, keiner deiner Gedanken, kann real sein, wenn sie größer sind und mehr Aufmerksamkeit auf sich ziehen als Partikel von Licht.

Dein physisches Leben bekommt seine Bedeutung aus dem Ziel, das der Teil von dir ist, der ewig währt. Deshalb sind deine eigene Wichtigkeit, dein Erfolg oder Mißerfolg und alles, was du tust — außer dem, was du bist — so vergänglich und substanzlos, nichts als alte Knochen, die zu Staub zerfallen.

Das, worauf wir immer zusteuern, ist deine völlige Hingabe. Ein Licht, das jetzt genauso wahr ist wie damals, ist immer gegenwärtig. Und ich bin hier und bringe es dir. Die Liebe ist der große Mittler. Deshalb kann es keine Freude und keinen Schmerz geben, der getrennt von mir ist. Keine Verletzlichkeit oder Nacktheit kann dir helfen, offen genug zu sein, um die letzten Worte darüber zu hören, wie sehr ich dich liebe.“

„Jeden Tag bist du in dem Maße offen für mich, wie du dich weniger um dein Ich sorgst. Jedes ‚ich sollte‘ oder ‚ich muß‘, jeder Gebrauch von ‚ich‘ entspricht einem Territorium in deinem Denken und in deinem Herzen, das besetzt ist und immer weniger Raum für mich läßt.

Jede Handlung für das Ich ist eine Bestätigung des Ichs und deiner Isoliertheit, deiner Identität, die von unserem Frieden getrennt ist. ‚Ich‘ schließt ‚wir‘ aus. Der Stoff selbst, aus dem das ‚Ich‘ ist, ist hart und unabhängig. Das ‚Ich‘ reißt leicht den Körper an sich, aber ganz gleich, wieviel es beherrscht, hat es nie genug, ist es nie genug, denn ohne Liebe, ohne mich, wird das ‚Ich‘ zu einer verhärteten Schale, die sich mehr gegen das Leben verteidigt, als daß sie lebt.

Laß uns gemeinsam jeden Plan für das ‚Ich‘ nehmen und ihn der Fürsorge der Liebe übergeben. Laß dir von mir die Aufmerksamkeit und die Zärtlichkeit geben, die du anderswo suchst. Laß uns die Spannung fühlen, die dem ‚Ich‘ seine Macht gibt. Übergib mir in jeder Situation die Ängste und die Energie, und dein Leben wird von meinem Sinn erfüllt sein. Jede Beziehung wird zu einer neuen Blume für unseren Garten.“

18. Juni

„Bitte mich, dich nicht mit dem Wissen von meiner Liebe in Versuchung zu führen, wenn du sie nicht auch fühlen kannst. Bitte mich, dir keine Versprechungen zu machen, sondern dich zu erfüllen. Bitte mich nicht, dich zu führen, sondern dich zu dem Platz in deinem Inneren zu bringen, wo wir wirklich zusammen bleiben können.

Jedesmal, wenn du den Umständen deines Lebens erlaubst, dich in die Knie zu zwingen, weißt du, ich bin schon hier und warte auf dich. Fordere die Vertrautheit. Fordere, daß die Zärtlichkeit dich nie wieder so allein und abgetrennt läßt. Ein Liebender möchte immer hören, wie sehr er gebraucht wird. Und unsere Liebe muß sich mehr als gebraucht fühlen, um ein ständiges Zuhause zu haben. Sage mir oft, daß ich dein Alles bin, dein Einziges. Erzähl‘ mir von allem Schmerz und aller Hoffnung. Wie kann ich dir antworten, wenn du nicht die Fragen stellst, die dir wirklich wichtig sind? Wie kann ich dich befriedigen, wenn du mir nicht den Teil von dir bringst, der am meisten hungert? Wie kann ich dir vollkommene Freude schenken, wenn ich nicht weiß, wie wichtig sie dir ist?

Schreie! Schrei hinaus! Schrei hinaus in die große Stille, bis deine Seele durch das ganze innere Universum zu hören ist. Laß die ganze Liebe von deinem Verlangen wissen.

Gib dich mit nichts Geringerem zufrieden als der endgültigen

Befreiung von all der Dumpfheit deines Herzens, all den Ungereimtheiten in deinem Denken und von dem Schatten, der immer
und immer wieder über dich fällt. Bitte mich, dir zu helfen, all das
verschwinden zu lassen, aus dir hinauszugehen, wirklich weg zu
sein, so daß du endlich in meinem Herzen lebendig sein kannst.
Bitte darum, frei zu sein, von allem erlöst, was zwischen uns
stehen kann.

Ich bete darum, daß du jedesmal hinausschreist, wenn du mich
vermißt, und niemals mehr versuchst, dich daran zu gewöhnen,
daß meine Liebe nicht da ist."

19. Juni

„Es ist solcher Frieden, wenn du mir ein paar Augenblicke
schenkst, in denen du mir all den Raum in deinem Denken, in
deinem Herzen und in deinem Lebenskörper für meine Zwecke
anbietest. Lade in diese Leere hinein die reine Blume ein, fühle
den Windhauch, der das feine Raunen zu dir bringt, daß ich
überall um dich bin.

Dann finde noch mehr, was du mir geben kannst, gerade wenn
du das Bedürfnis verspürst, wieder geschäftig zu werden. Gib mir
die Übergänge in deinem Leben, die Zwänge. Werde dir bewußt,
wie sehr du ohne mich handelst. Laß mich die feinen Bereiche
deiner täglichen Landschaft berühren, damit auch sie schön, zart
und voller Anmut werden.

Lausche meinen Worten und lies sie dann mehrmals täglich
wieder durch. Natürlich ist über die Monate hinweg meine
Stimme, meine Bitte um Nähe, immer die gleiche geblieben.
Aber du hast dich verändert. Allmählich läßt du meine Worte
deine Seele berühren. Langsam wird dein inneres Leben immer
einfacher, besteht nur noch aus einem Wunsch.

Bitte mich, deine Gedanken zu sammeln, damit sie nicht so
verstreut sind. Bitte mich, dich zu halten und alle deine Wünsche
zu sammeln, damit du mich endlich hörst, wenn ich sage: ‚Ich
liebe dich wirklich.'"

117

Retreat in Salt Lake City
Während ich mit einer Schüssel Wasser herumgehe und das
Gesicht jedes einzelnen berühre

„Öffne die Fenster deiner Verletzlichkeit. Sei wie eine leere
Schüssel mit Wasser und empfange alles, was in dir ist, alles, was
zu dir kommt. Wenn du selbst nicht wichtig bist, ist jeder Gedanke wichtig, wird jedes Gefühl getragen.

Jedes Gesicht, das du wäschst, ist mein Gesicht. Wenn du sie in
den Armen hältst, hältst du meine Verletzlichkeit. Spüre mich so
gegenwärtig. Nimm jede Seele wahr, bald ein Baby, bald weise
und alt. Halte jede so, wie ich sie halten würde. Lade jede, so wie
ich dich, in die süße und verletzliche Wahrheit des Lebens ein.

Nachdem du mich so stark gespürt hast, ist es da verwunder-
lich, daß du nichts Geringeres mehr willst als die ganze Zeit
mich? Wundert es dich, daß jeder Mensch die Umstände seines
Lebens zu seinem Schrei des Verlangens führen sieht? Wenn
jeder von euch sein wirkliches Verlangen erkennen würde,
könnte ich euch so vollständig lieben."

Vatertag, zweiter Tag des Retreats

„Deine heutige Suche nach Wegen, Ihn zu lieben, demütigt mich.
Ich liebe es, zuzuschauen, wie du deine Gedanken durchforschst
nach einem, der groß oder vielleicht klein genug ist, um zu
gefallen. Dann hältst du inne, um den Vögeln vor deinem Fenster
zu lauschen, und denkst, Dankbarkeit und Anerkennung ist vielleicht das, was du am meisten geben kannst. Oder du könntest
vielleicht eine zusätzliche Verpflichtung eingehen, wirklich in
jedem Menschen, mit dem du heute zusammen bist, die Liebe zu
sehen. Ich liebe dich noch mehr, wenn du zu der Einsicht
kommst, daß es nichts gibt, was du tun oder denken kannst, was
wirklich angemessen wäre. Also erwägst du eine extra Anstrengung, meine Liebe für dich voll zu spüren, durch die Zerstreuungen, durch deine körperliche Müdigkeit hindurch und durch den
Wirrwarr von Grenzen, den du noch immer zwischen dir und der
Liebe aufbaust. Feiere diesen Tag in dem Wissen, daß jede Feinheit, die deine Sinne aufnehmen, zu der großen Absicht gehört,

die die Liebe nur für dich hat. Erleide die Leere, die notwendig ist, um solch immense Liebe zu empfangen. Erleide die Hilflosigkeit, eine angemessene Reaktion zu finden.

Liebe andere auf die Weise, wie sie geliebt werden wollen, und du öffnest dich Seinem Geheimnis. Liebe andere so, wie du geliebt wirst, und erkenne, wie wenig von dir du wirklich gegeben hast. Feiere Ihn heute, indem du siehst, wie wenig von dir du gibst."

„Jetzt können wir unser gemeinsames Leben wieder damit beginnen, zu erkennen, wie wenig von dir du mir in jeder deiner Beziehungen gegeben hast.

Vielleicht hast du ein neues Verständnis dafür bekommen, wie ich mich fühle, wenn jemand mitten in mir sitzt, und in seinem Inneren rührt sich nichts. Ich kann jemanden auf der spektakulärsten Wiese von goldenem Licht ganz und gar umgeben und im nächsten Augenblick über etwas anderem in Vergessenheit geraten sein. Ich kann jemandes Lebensumstände vollständig verwandeln, um seinem Herzen zu begegnen, und meine Bemühungen werden kaum wahrgenommen. Jedesmal, wenn ich ein Verlangen erfülle, laufe ich Gefahr, daß nie mehr nach mir verlangt wird. Und doch liebe ich weiter.

Wenn du auf deine kleinen Weisen gibst, dich für eine andere Seele leermachst, kannst du vielleicht klarer sehen, wer ich bin, in alle Ewigkeit geleert, über alle Maßen gebend und doch so oft nicht angenommen. Ich kann für den einen Menschen alles sein, und ein anderer, den ich genauso liebe, erkennt vielleicht nicht einmal an, daß es mich gibt.

Und ich liebe weiter beide mit derselben Liebe und wünsche beiden dasselbe. Um wieviel lieber bemühst du dich für die, die dich wiederlieben? Stell' dir vor, wie wenig Hoffnung es gäbe, wenn meine Liebe nur jenen gälte, die mich schätzen. Denk daran, daß du die Liebe nur so weit kennen kannst, wie du versuchst, allen meinen Eigenschaften nachzueifern. Bitte glaube mir, wenn ich dir sage, daß jede einzelne Absicht, zu lieben, tausend Mißerfolge und verpaßte Gelegenheiten aufwiegt.

Bete darum, zu fühlen, wie überglücklich ich bin, wenn ich

dein kleines Herz immer wieder in meinem weiten Ozean wiederfinde."

„Wenn ich treu bin, warum läufst du dann so weit weg von mir? Wieso bekomme ich so wenig von dir? Warum hört dein Vertrauen so leicht auf? Wohin geht unsere Liebe, wenn du allein nach irgendeinem Vergnügen suchst, um den Druck, den du spürst, zu erleichtern?

Unser Weg wird so klar, daß du auch den kleinsten Umweg sehen kannst. Und doch — selbst das Wissen, daß du unsere Bemühungen verzögerst, hält dich nicht davon ab, es zu tun. Das Ich fürchtet sich so schrecklich davor, daß es nur so begrenzt ist. Du kannst seine Unabhängigkeit nur erdulden, die kleinen Vergnügungen nur erdulden, mit denen du dich zufriedengibst, die Arroganz, die unsere wachsende Verbundenheit bekämpfen möchte.

Und in den Augenblicken, wo du wirklich mit mir hier bist und offen wie nie zuvor, da spüre alle meine Freundlichkeiten für diese kleinen dunklen Flecken auf deiner Seele. Sie erscheinen dir so überwältigend und unüberwindlich. Laß mich jeden davon berühren. Jeder Fleck ist eine Prüfung deines Glaubens an mein unendliches Mitgefühl.

Wie solltest du jemals glauben, daß ich für jemand anderen da bin, wenn du nicht weißt, wie sehr ich für dich da bin? Bitte mich, dein Herz zu beschützen. Bitte mich, dir die Einfachheit zu geben, die die Antwort auf alle Schwierigkeiten ist."

„Nicht, das, was du tust, sondern die Liebe, die du in jede Situation hineinbringst, ist das Wahre. Diese Liebe ist der einzige Ausweg aus der Ecke, in die dich deine Suche nach dir selbst führt. Sind nicht, wie immer, alle Gedanken an dein Ich Wünsche, die du noch nicht mir anvertraut hast? Wie lange noch willst du zwei Terminkalender mit dir herumtragen, einen für mich, und einen für dich, an den du dich — sicher ist sicher — hältst? Bete darum, daß meine Liebe die einzige Quelle deiner Hoffnung wird. Und wenn du das Gefühl hast, daß diese Quelle weit weg ist, dann bete, sie wieder zurückzubekommen, anstatt selber etwas zu unternehmen.

Sage mir, wie schwer es ist, mich so sehr zu lieben und dich in dieser Liebe so allein und ohne Unterstützung zu fühlen."

25. Juni

„Bevor du deine nächste Reise antrittst, laß mich dich anflehen, die innere Einfachheit beizubehalten, die meinem Herzen lieb ist. Schau die Wüste an, die um dich ist. Sieh die Wüste in deinen Zerstreuungen, in deinen Beziehungen, in deinem Herzen. Und in diese Wüste hinein lade immer und immer wieder meine süße Gegenwart ein. Bitte alle, sich nicht vor der Wüste zu fürchten. Hier erst kann die Liebe voll erkannt und geschätzt werden. Lade in die dürre Abwesenheit alles Wirklichen das ein, von dem du weißt, daß es wahr ist, lade die volle Gegenwart meiner Liebe ein."

26. Juni

„Nachdem nichts zwischen dir und meiner Liebe steht, kann ich dir von meinen Mysterien erzählen. Das erste ist die Bereitschaft, genommen zu werden. Wenn nichts deine Aufmerksamkeit in Anspruch nimmt, kannst du immer bereit sein. Und wenn die Liebe kommt, muß ich nicht mit irgendwelchen Interessen des Ichs konkurrieren, sondern du wirst bereit und gegenwärtig sein und sagen: ,Ja, ja, ich bin dein!' Bitte mich, dir die Schätze zu enthüllen, die am Grunde dieser vollkommenen Demut liegen. Noch schöner ist es, wenn du mit mir in den Tiefen meiner Verfügbarkeit lebst. Sei eine meiner Wüstenblumen, immer bereit, gepflückt zu werden und zu erfreuen.

Versuche zu begreifen, wie gewöhnlich du bist und wie auserwählt."

27. Juni

Retreat in New York

„Das Mysterium der ständigen Blüten des Lebens ist dein mitfühlendes Geben an andere. Durch das große Ausströmen des Dienens an anderen kann ich meine Liebe in dir zum Überfließen bringen. Durch deine Bereitwilligkeit, anderen zu geben, gibt es

121

nichts, was ich dir nicht geben könnte.

Auf die kleinen Weisen, wie du andere berührst, berühre ich dich mit meinem Geheimnis."

28. Juni

Zweiter Tag des Retreats

„Das nächste Mysterium sind die unendlichen Möglichkeiten, wieder geboren zu werden, neu zu beginnen. Erdulde die kleinen Tode, die Wehen des Kommenden. Sei gegenwärtig. Schenke mir all deine Aufmerksamkeit. Und lebe in der Hoffnung auf die wunderbarste Geburt.

Jede Angst, jeder Zweifel, jeder Schmerz ist notwendig und muß gefühlt werden. Das trifft auf dich zu und auch auf die Erde als Ganzes. Feiere das große Mysterium, indem du dich der Geburt anschließt, die gerade jetzt geschieht."

29. Juni

„Das Leben ist wüst und leer ohne die Liebe. Das nächste Geheimnis entfaltet sich immer dann, wenn du dich mir zu Füßen legst. Die Lehren der Liebe sind wirklich die Ergebnisse deiner demütigen Hingabe. Je größer deine Hingabe, desto größer die Liebe und die Reinheit. Je größer der Widerstand, desto länger die Prüfungen der Schmerzen der Liebe. Früher oder später gibt es nur noch Süße und das Feiern der Mysterien der Liebe. Lege dich mir oft zu Füßen, ganz und gar. Laß mich dich auf nichts Geringeres vorbereiten als auf das reinste Leben und Nachleben. Lege dich mir immer und immer wieder zu Füßen. Heute kommst du als Kind, und doch bist du irgendwo in deinem Sein bereit, alle Pflichten des Tempels zu erfüllen."

30. Juni

„Das nächste Mysterium liegt in dem Ziel, einen anderen Willen zu erfahren, einen größeren Willen als deinen eigenen. Bete darum, die innere Leere zu finden, die nötig ist, damit der ganze Willen der Liebe dich erfüllen kann. Das Geheimnis liegt in jedem Augenblick. Begrabe dich selbst, so daß etwas Größeres wachsen kann. Schneide alle eigene Wichtigkeit zurück, so daß meine Blumen blühen können. Finde die verborgenen Dimensio-

122

nen, die Schenken ohne Boden, die tiefen Brunnen in deinem Inneren und bitte darum, daß wahrer Sinn dich erfüllen möge. Laß deine Gedanken und Emotionen verschwinden, so daß die Schönheit der Liebe hervorkommen kann. Sei die schlichte Erde, in der etwas Größeres Wurzel schlagen, wachsen und blühen kann.

Demut ist das Werkzeug der großen Stille, sie öffnet deine kleinen Wünsche für meinen Wunsch. Jedes deiner Worte, jede deiner Taten werde zum Widerhall der Stille, erfüllt vom Willen der Liebe. Dein Leben ist nicht dazu gedacht, ein Ereignis des Widerstandes nach dem anderen zu sein, sondern ein Leerwerden, voll des Ausdrucks meiner Stille, meiner unsichtbaren Wünsche."

1. Juli

„Das nächste Mysterium ist die Rolle des Leidens. Wenn der Liebe Verlangen für dich kleine Leiden einzuschließen scheint, dann sind diese nur dazu da, daß du lernst, dich zu Füßen der Liebe zurückzulehnen und sie gewähren zu lassen.

Da ich mit anderen Menschen in allen Lebensumständen eins werde und du mit mir eins werden willst, sind deine Prüfungen und Schmerzen ein notwendiger Teil der großen Vereinigung. Das Geheimnis liegt darin, irgendwelches Unbehagen nicht für dich zu behalten, sondern es immer dem Willen der Liebe zu Füßen zu legen. Das Mysterium des Leidens liegt in den Tiefen, mit denen es dich an mich ausliefert. Hier ist die Stille größer, größer als jeder Schmerz. Hier ruft dich die Stille in die tiefinnersten Bereiche, um den goldenen Tempel wieder ans Licht zu bringen. Alle deine kleinen Leiden dienen dazu, zu enthüllen, was verborgen war, wieder zu öffnen, was verschlossen wurde. Wisse, daß alles Leid, jetzt und in der Zukunft, dazu da ist, den Weg zum Altar der kleinen Blumen zu öffnen.

In den feinstofflichen Welten bringt dich der Schmerz in den höheren Willen, hält dich in der Stille fest, bis sich alles in dir der Liebe ergibt. Leid ist immer ein Zeichen, daß die Unabhängigkeit von mir aufgeweicht werden soll, eine Einladung, endlos in die Blüten der kleinen Blumen zu fallen."

123

„Wenn Unschuldige geschlagen werden, dann ist das nicht einfach Grausamkeit oder Märtyrertum, wie so oft geglaubt wird, sondern es empfängt eine andere Seele die Furcht, die für mich bestimmt ist.

Wenn du so deinen Körper vor meinen stellst, dein Herz über meines legst, offenbart sich die verborgene Schönheit der Liebe, wo Gaben im Überfluß vorhanden sind, wo Schwäche stark und Demut kühn macht.

Wenn deine Unschuld mißverstanden oder bestraft wird, wenn du geschlagen anstatt angenommen wirst, kommst du dem Mysterium der Liebe jeden Tag näher. Immer wenn die Einsamkeit und die Zärtlichkeit verleugnet werden, wird der Körper der Liebe zerbrochen, und das Herz der Stille gibt mehr und mehr.

Wenn die Blumen der Verletzlichkeit ausgenutzt werden, dann schreien die Tränen der zerfallenden Blütenblätter durch alle Zeiten nach der gefallenen Freude. Das duldsame Wesen jedes Blütenblattes ruft einen noch größeren Wunsch nach Weichheit und Verstehen hervor. Jedes Opfer der Liebe, dessen Gegenwart vergessen wurde, kommt wieder in Erinnerung, wird aufgefangen und in den Stoff der Liebe selbst eingewebt.

Wenn du ungesehen und ungehört bleibst und wenn das, was du bist, nicht geschätzt wird, dann schau dich um und stimme in den großen Chor der Liebe ein, der so gegenwärtig ist und singt."

„Das nächste Mysterium ist die Dornenkrone, wo das Gute so oft bestraft und was unwichtig oder schlecht erscheint, belohnt wird. Die sichtbare Welt ist in Wirklichkeit nur ein kleiner Ort am Rande der Unendlichkeit. Die Widersprüche hier sind die Ungereimtheiten, die aus der Welt der Stille in das Sichtbare hinausgedrängt werden, damit sie sich auflösen. Um zu verstehen, was Belohnung, was Strafe ist, muß immer der vergessene Maßstab der Ewigkeit angelegt werden. Demut, große Akte des Mitgefühls, deine Bereitwilligkeit, im Unbekannten zu verschwinden, helfen das Sichtbare ins Herz des Unsichtbaren zurücktragen. Deine verstehende Liebe hilft, das Zeitliche zu sättigen, indem es wieder mit der grenzenlosen Welt verbunden wird, die nicht für sich selber spricht, kein Bedürfnis hat, weil sie allumfassend ist.

Alle Gedanken, die aus der Welt der Stille hinausgeschoben werden, müssen, ganz gleich, wie gefeiert oder wie kühn sie in die Tat umgesetzt werden, früher oder später zurückkehren und wieder in die Stille eingehen. Lebe dicht an der Stille, wie Blumen, die dicht an der Erde wachsen, so daß, ganz gleich, wie unerkannt du bist, der stete Duft der Liebe dich erfüllt.

Erdulde alle Ungerechtigkeit mit der Ewigkeit an deiner Seite und der allumfassenden Stille überall um dich her. Sei für immer Teil des großen Planes, der keine Belohnungen hat, weil die Liebe, die jedem Augenblick solche Süße schenkt, jedes Bedürfnis nach Anerkennung auflöst."

4. Juli

Brienz, Retreat in der Schweiz

„Das nächste Mysterium liegt in der Art, wie du deine Bürden trägst. Sei nicht versucht, sie irgendwie größer oder kleiner zu machen, als sie sind. Streite nicht mit ihnen. Versuche nicht, sie wegzugeben. Gib dich einfach deinen Bürden hin, bis du meine Liebe spürst. Es gibt kein Problem, das von meinem Wünschen für dich getrennt ist. Die Liebe kommt, bis ich dich habe, alles von dir. Wie kann ich wahr sein, wenn ich nicht auch alles halte, was du hältst, nicht unter jedem Gewicht lebe, mit dem du lebst? Das ist der Sinn aller Lasten: zu lernen, daß ich es bin, der sie für dich trägt."

5. Juli

Zweiter Tag des Retreats

„Es kommt ein Punkt, wo du nicht weitergehen kannst. Du bist gefangen, in der physischen Welt festgenagelt, ohne eine Möglichkeit des Entkommens, außer durch den Geist. In diesem Mysterium kannst du nichts tun als deinen Feinden vergeben, als den physischen Kräften vergeben, die dich in eine Ecke gedrängt haben, wo es keinen Ausweg gibt.

Die Liebe reicht in die tiefsten Tiefen der physischen Welt hinein, wo es keine irdische Lösung gibt. Die Liebe selbst wird zum einzigen Weg. Vergebung und dann die dünne Spur des Lichts sind der einzige Weg, den die Seele gehen kann. In diesem

125

letzten und manchmal schmerzhaftesten der Mysterien wird der Körper, das irdische Leben abgestreift, wenn die Seele entkleidet und auf die reine Liebe vorbereitet wird.

In diesem Augenblick bist du bereit, die einfachste Bitte der Liebe zu hören. ‚Sei während des Tages und nachts in deinen Träumen wacher für mich. Wenn du jemandem begegnest, dann nimm dir die Zeit, wirklich mir zu begegnen. Sprich oft mit mir. Ich bin genau am Rande jedes Wortes, und mein Ohr ist bereit, deinem Herzen zu lauschen.‘“

6. Juli

„Die einfachste Liebe kann eine hoffnungslose Situation in Freude und Wunder verwandeln. Das Mysterium der Auferstehung findet immer statt, in kleinen und in großen Dingen. Ständig bist du gerufen, in meinen Armen zu sterben, so daß ich dich aufheben und in das wahre Leben hineintragen kann. Schicke dich darein, daß ohne mich jedes Glück hoffnungslos ist, bis ich dich auffange. Lebe immer dicht an meinem Netz, wo die Liebe, und nur die Liebe, dich versorgt.

Lebe im Mysterium der Mittel der Liebe, wo die Liebe selbst die Gelegenheiten des Lebens erschafft. Erkenne immer und immer wieder mich, wenn ich Schönheit ans Grab der Enttäuschung bringe und Hoffnung schenke, wo es keine gab.

Ich komme. Ich komme. Ich komme immer in dem Augenblick, wo nichts übrig ist als die Liebe, um dich in die neue Welt zu tragen. Das ist das Mysterium reinen Glaubens.“

7. Juli

„Die Hoffnung auf unsere Liebe ist in sich selbst ein Mysterium. Diese Hoffnung steht dir nicht nur in jeder Tiefe deines Seins zur Verfügung, sondern sie reicht hinauf in die fernen Bereiche des höchsten Lichtes. Das Versprechen der Hoffnung ist in allen Gegebenheiten wahr, aber die Herrlichkeit dieses Versprechens liegt in dem Paradies, in das die Hoffnung dich mitnehmen möchte. Von diesem Ort des Wunders aus wird die Liebe in einem Strahl der Hoffnung ausgesandt, um alle Gegebenheiten zu durchdringen und die Seelen zu ihrem Ursprung zurückzuleiten. Dieser Strahl der Hoffnung kommt mitten aus meinem

Herzen, und in dem Augenblick, wo er dich berührt, beginnt schon dein Aufstieg.

Umgib dich damit. Klettere mitten in meine Hoffnung hinein und gib dich dem Mysterium des Aufstiegs der Liebe hin. Erzähl mir von all deinen Wünschen zu fliegen!"

8. Juli

„Vergiß nicht das Mysterium meiner Absicht für dich. Deine Wohltätigkeit gegenüber anderen ist eine ständige Einladung an die Liebe, zu kommen und dich zu erfüllen. In deinem Verlangen nach meinem Willen ist dein Herz wie ein leerer Kelch, den ich mit dem Feuer und dem Wasser, der Liebe und der Zärtlichkeit erfülle, die jetzt alles Leben sind. Ist die Liebe nicht unglaublich, daß sie nicht nur den Augenblick heilt und ohne Ende für dich sorgt, sondern auch führt und leitet und erfüllt? Dieses Mysterium liegt in deiner ständigen Wachheit für andere Bereiche, für die Schwingen der Liebe, die den Frieden besonderer Gnaden bringen.

Wenn du dir selbst weniger Vorrang gibst, verstärke ich mein Leben in dir. Und der Geist der Liebe kann dich mit seiner eigenen Vision und dem Zeitplan der Liebe selbst ergreifen. Bitte darum, dich im Mysterium meiner Reise für dich zu verlieren."

9. Juli

„Dieses Mysterium liegt in der Macht der Liebe über alle Materie. Verzehre dich in dem Verlangen danach, wieder mit mir vereint zu sein. Lege dein ganzes Leben in das Feuer. Dann sieh, wie sich alle Elemente um dich herum auf geheimnisvolle Weise verändern. Nimm alle weltlichen Sorgen aus deinem Denken und, was noch wichtiger ist, aus deinem Herzen heraus. Rufe mich. Bitte mich. Flehe mich an, aus der Stille zu kommen und dir meine Liebe sichtbar zu machen."

10. Juli

„Nach so vielen gemeinsamen Momenten, nachdem ich immer und immer wieder gekommen bin, um dein kleines Herz aufzuheben, verlangst du nach dem vollkommenen Augenblick, nach den durchdringenden Worten, die bleiben und nie mehr vergehen.

127

Das letzte Mysterium ist meine Krönung. Die Liebe ist König und Königin. Mein Königreich reicht über alle Grenzen hinaus. Meine Herrschaft ist vollständig und erstreckt sich über alles! Stell dir eine Welt vor, in der nicht die Liebe die höchste Macht wäre! In der Krönung der Liebe ist immer die vollkommene Vereinigung möglich.

Dies ist das letzte Geheimnis in dem Rosenkranz um mein Herz. Bete um die Gnade, in jede heilige Kammer geführt zu werden, wo die Liebe rein ist, immer in Ruhe. Bitte, daß du darauf vorbereitet wirst, in den Raum geführt zu werden, wo Eindrücke von außen nicht mehr existieren. Bete darum, daß dieses Mysterium meiner Krönung zu der Brücke für dich wird, von der aus du von der wahren Einfachheit meiner Liebe nie mehr zurückblickst.“

11. Juli

Vor dem Retreat in Mainz

„Wenn du betest, sollst du den Raum betreten, als sei es das letzte Mal. Wenn du liebst, gib alles, was du bist, und behalte nichts für dich zurück. Wenn du verlangst, dann verlange so vollständig nach mir, daß du völlig davon abhängig bist, daß ich komme.

Wenn du dich anschickst, zu mir zu kommen, dann verabschiede dich von allem, was du kennst. Jedes Mal, wenn du dich mir näherst, sei gewiß, daß du nicht derselbe sein wirst, wenn du wieder gehst. Und wenn wir vereint sind, dann hoffe, daß kein Teil von dir überlebt, der dich trennt, so daß du wieder beten, lieben oder verlangen mußt. Habe keine Gedanken, kein Vertrauen, keine Vision von morgen, denn morgen existiert nicht.

Breite dich vollständig vor mir aus und verbirg nichts vor mir. Laß dein Herz von Frieden schreien, in der Stille singen, bis alles aufhört und ich beginne.“

12. Juli

Zweiter Tag des Retreats in Mainz

„Ich lade dich ein, in meinem Herzen zu sterben, keinen Zentimeter davor oder danach, nicht allein. Ich will, daß du in meinem Herzen stirbst, ganz von meinen Armen umfangen. Eine größere Einladung kann ich nicht aussprechen. Sterben heißt alles loslas-

128

sen, was uns daran hindert, vollkommen vereint zu sein.

Dann — heute ohne Worte ... solche Liebe!"

13. Juli

„Bringe jeden Tag, wenn du kommst, jene mit, die nicht von unserer Liebe wissen. Sie tragen so viel, und es ist so unnötig. Das bloße Gewicht ihrer Urteile erfüllt das Leben schon mit Leid, ganz zu schweigen von ihren Problemen.

Erzähle mir von anderen, und ich werde sie durch dich leichter machen. Nimm so viele in dein Herz wie möglich. Stopfe sie in jede Ecke, so daß für dich selbst kein Raum bleibt. Dann sind nur noch die Bedürftigen und ich in deinem Inneren. Fülle dein Herz übervoll mit den Bedürfnissen anderer, bis es nur noch eine Flamme dringenden Verlangens gibt.

Sei ein schlichter Kerzenhalter für alle, eine kleine Flamme für die Liebe. Ich liebe dich so, wenn du so nackt wirst, so bedürftig, und wenn du spürst, wie leer du und die Welt ohne mich sind. Erzähle mir von deinem Wunsch, mein kleinster Heiliger zu sein. Erzähle mir, wie egoistisch du bist."

14. Juli

„Mach dir keine Sorgen, ich sehe schon, wieviel von deinem Ich noch weiterbesteht. Ich kenne deine Ruhelosigkeit. Ich kenne alle deine Wünsche, die dich quälen, weil sie nicht in das zu passen scheinen, was du für meine Pläne für uns hältst. Ich kenne jeden Zentimeter Härte, der noch bleibt. Ich sehe alles von dir, und dennoch liebe ich, was ich sehe. Es ist diese große Liebe für deine Mängel, die anzunehmen ich dir am meisten wünsche. Diese Liebe ist es, die die Welt so sehr braucht. Deshalb gib mir dein Versagen. Stelle meine Liebe auf die Probe. Gewinne absolute Sicherheit, daß die Liebe hier ist und für dich da.

Es gibt keine Umwege, keine Fehler. Du bist genau so, wie ich dich will, so köstlich menschlich. Ich erhebe dich. Du suchst Ersatz für meine Liebe, weil du dich immer noch davor fürchtest, anzunehmen, wie sehr ich dich will, wie persönlich meine Liebe für dich, gerade dich, ist.

Die Liebe ist nichts, was man ein für allemal sichern, gegen alle Stürme verankern kann. Unsere Liebe muß allen Stürmen,

129

jedem Wind trotzen, bis sie nie mehr außerhalb deines Erlebens
ist."

15. Juli

„Glauben muß blind sein, wenn er wahr ist. Der Glauben muß so
fein eingestimmt sein, daß der Augenblick danach völlig losgelas-
sen wird und ebenso alles, was noch weiter in der Zukunft liegt.
Lebe so sehr jetzt in mir, daß ich gezwungen bin, dir die Zukunft
unmittelbar zu bringen und mit ihr alle deine Wünsche.

Denk daran — jede Schwierigkeit, die du hast, kommt daher,
daß du diesen Augenblick und all das Verlangen, das in ihm
brennt, verleugnest. Verlange so vollständig nach mir, daß Zeit
nicht mehr existiert und ich keine Aufmerksamkeit auf morgen
verschieben kann, die jetzt bei dir sein muß. Verlange nach mir in
der Hoffnung, in den inneren Tempel zu kommen, in dem
Augenblick, der nur reines Verlangen ist."

16. Juli

„Warum ist es so schwer, die Wahrheit zu sagen? Weißt du nicht,
daß jeder Fluß Ufer braucht, die ihn einschließen, daß sonst das
Wasser stehenbleibt und nichts fließt? Sogar der Ozean hat einen
Grund und Küsten, die ihn halten. Je stärker du wirst, desto
wichtiger ist die Wahrheit in allen deinen Beziehungen. Der
Strom kann nur so rein und groß sein, wie die Wahrheit seiner
Richtung es ist. Und wenn du deinen Lauf in absoluter Gewißheit
einhältst, können die Wasserlilien in Sicherheit wachsen, Fische
kommen in großer Zahl, und jeder fühlt seinen Platz in der
ganzen Natur.

Lebe dein Leben einfach, aber lebe es so, daß nichts ungesagt
bleibt, wenn es eine Störung in der Stille in dir und um dich her
verursacht. Es ist die Wahrheit, die alle Liebe möglich macht.
Und darin bist du nie allein."

17. Juli

Auf dem Weg zum Retreat in Salzburg

„Ich habe den Weg für alle freigemacht, so daß sie kommen und
sich auf der innersten Ebene begegnen können. Denk daran, daß
jede kleine Geste, die ihr füreinander tut, für mich getan ist. Jede

kleine Handlung läßt die Liebe leichter und müheloser kommen. Findet Entzücken darin, wie liebevoll ihr miteinander sein könnt. Ich werde alles Übrige tun. Die kleinen Bemühungen eines jeden reichen viel weiter, als ihr denkt.

Gib in der Zwischenzeit alle Erwartung hin. Gib sogar dein Verlangen hin. Diese Zeit ist wie keine andere. Mache in dir so viel Raum wie möglich für immer mehr von mir. Habe keine Gefühle, keine Gedanken — es gibt keine Vorbereitung auf das, was ich bringe. Gib dein Leben vollständig dem Wunder der Liebe hin, warte es ab. Nimm nichts als selbstverständlich hin. Du bist so bettelarm, und ich liebe dich dafür umso mehr.

Weißt du nicht, daß unsere Liebe manchmal umso härter wird, je näher wir uns kommen? Leide darunter, wie weit unser kleiner Abstand sein kann."

18. Juli

Zweiter Tag des Retreats

„Wie findest du mich — indem du dich selbst gebärst? Nimm dich selbst so tief an, daß jede Wehe vorübergeht und das, was du wirklich bist, da sein wird. Ich umgebe dich. Mitten in jeder Wehe bin ich bei dir. Und du kennst mich, sowie mehr und mehr von dir geboren wird.

Nimm den Augenblick vollständig an und laß die Liebe dich in die Welt bringen. Erleide den kleinen Schmerz, das Verlangen und die Hoffnung auf alles, das sein will. Ich bin in nichts Geringerem als deiner tiefsten Tiefe und warte wie nie zuvor darauf, daß du mich annimmst. Um zu gebären, mußt du bereit sein, innerlich zusammenzubrechen, bis nichts übrig ist als Staub. Keine eigene Wichtigkeit. Sei innerlich so leer, daß nur Raum für dein neues Selbst ist und mich, die reine Liebe."

19. Juli

„In den neuen Tagen, die kommen, sollst du mit der Einfachheit leben, immer wieder geboren zu werden. Und jedesmal, wenn du wieder geboren wirst, finde neuen Mut, immer noch einfacher zu leben."

131

Im Kloster von San Agostino, San Gimignano, Italien

„Laß dich mit in meine Gärten nehmen und zu deiner Seele raunen. Hier können meine Blumen und Blätter noch ungestört miteinander sprechen."

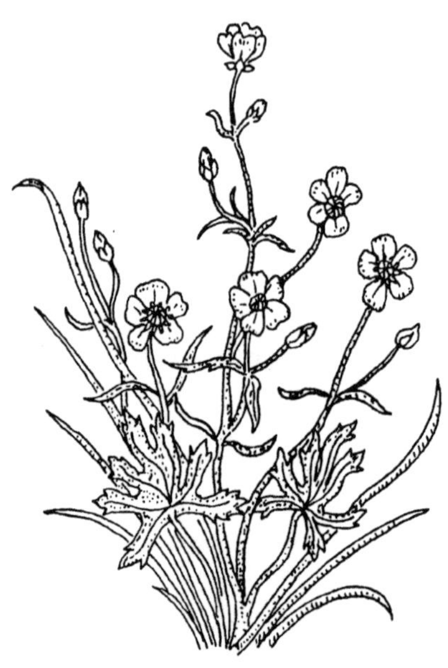

Ruinen der Abtei von San Antima, Montalcino

„Nach Jahrhunderten der Anbetung ist jeder Stein massives Gebet."

Abtei von Monte Oliveto

„Stell dir ein Leben vor mit mir als deinem Lehrer … wieviel Liebe zwischen uns sein kann … und wie siegreich die Liebe …

Chiesa di S. Maria dei Servi, Montepulciano

„Stell dir ein Leben vor, wo du dich vollständig in meine Obhut gibst, wie ein kleines Baby in die Hände der Liebe.

Jeder kleine Augenblick unermeßlich, unsäglich kostbar..."

22. Juli

Porto S. Stefano, auf dem Hügel in einer kleinen Grotte mit Blick über das Meer

„Nur Frieden ... und der Wunsch nach Frieden ..."

23. Juli

In Assisi, im blühenden Garten von San Damiano

„Dies ist meine Liebe ... die Liebe der Liebe ... Präge dir jede Blume, jeden Ziegelstein ein, als ob ich es wäre, den du dir einprägst. Die Stille hat hier ihre Stille nicht verloren.

Bitte darum, in den Garten der Liebe aufgenommen zu werden. Bitte darum, daß er sich öffnen und um dich schließen möge. Bete darum, die kleinste Blume zu sein. Bete, dich mit aller Liebe zu vereinen. Bete darum, zu werden, was du siehst, was du berührst, ohne jede Möglichkeit, es wieder rückgängig zu machen ... Bete ..."

24. Juli

Assisi, am Grab des Heiligen Franziskus

„Tränen für alle Verlassenen, Tränen für alle Vergessenen, für alles Kleine und Schöne ...

Und für das Ende und den neuen Anfang ... Freude, endlose Freude."

25. Juli

Retreat in Zürich

„Du bist zum Frieden eingeladen, dem Frieden, der alles ersetzt, was nicht Frieden ist ... Alles, was ich mir wünsche, ist dein Verlangen, dann kann ich so viel geben, wie du zu nehmen bereit bist, und natürlich gebe ich mehr, einfach aus meiner Liebe heraus.

Frieden muß einen Raum einnehmen. Alles, was du an seiner Stelle festhältst, alles, was du mit dir herumträgst, nimmt den Raum ein, den der Frieden einnehmen könnte. Zwischen dir und mir kann es nichts geben ... Alles, was nicht Frieden ist, ist ein Hindernis gegen den Frieden.

Jeder Konflikt, jeder Lärm in dir ist deine Gelegenheit, zu mir gelaufen zu kommen und um Frieden zu flehen. Komm, bis du völlig leer bist und nichts dich mehr beschäftigt als dein Verlangen nach Frieden. Komm, als ob dein ganzes Leben davon abhinge. Schaffe Raum für den Frieden, als ob du nicht einen Augenblick mehr ohne die Einfachheit des Friedens überleben könntest.

Sei so leer, daß selbst dann nicht genug Raum ist für all den Frieden, nach dem du dich sehnst.

Wenn der Frieden sich dir zum erstenmal nähert, spürst du alles um dich herum und in dir, was nicht friedlich ist. Wenn er ein wenig näher kommt, kommt die Sanftheit herein. Noch näher überkommt dich eine Süße. Und nach der Süße kommt die Gegenwart des Friedens, der im Inneren des Friedens ist. Und im Inneren dieses Friedens liegt noch ein anderer Frieden, einer, der noch voller ist von Wundern und Schönheit. Und so geht es weiter, mit noch einem Frieden im Inneren dieses Friedens ... Und ein weiterer Frieden von noch größerem Wunder und Frieden wartet im Inneren des Friedens, der sich immer weiter ausdehnt."

26. Juli

In einer kleinen Kapelle auf einem Hügel über Zürich

„Wenn nichts in dir bleibt, was du geben, nichts, was du empfangen könntest, wenn nichts zu tun bleibt ... ist wahrer Frieden da. Dieser Frieden hält dich hoch, erhält dich und bringt dich zu mir, zum Frieden gedemütigt ...

Dies ist der Weg, nachdem jeder Teil von dir erschöpft wurde, weggegeben wurde — dann beginne ich, und Frieden herrscht."

27. Juli

„Laß mich dich da, wo du bist, in der Stille dieses neuen Ortes, umfangen halten. So klein und doch innerlich so schön, so leer und mir doch so zugänglich. Laß mich dich einfach an diesem stillen Orte umfangen halten.

Du hast gegeben und gegeben, bis nichts übrig war. Jetzt, wo so wenig von dir bleibt, kannst du nur noch mir geben. Wie schön!

Gibt es irgend etwas Besonderes, was ich heute für dich tun kann? Irgendwelche Bitten an die Liebe? Laß mich deine kleinsten Sorgen haben, deine kleinen Beunruhigungen; sie sind nie zu klein für meine ganze Aufmerksamkeit."

28. Juli

„Vergiß für deinen neuen Anfang nicht, auf deine Träume zu horchen. Deine egoistischsten Wünsche sind jetzt meine Wünsche. Alles, was ich mir für dich wünsche, ist reine Liebe. Dein Herz, mein Herz muß dasselbe sein. Deine Tage sollen in meine sanften Arme gehoben und nie mehr abgesetzt werden. Halte wert, was ich in dir enthülle. Möge nicht ein einziges Körnchen Liebe durch unsere Hände zu Boden fallen, nicht eine einzige Seele verloren gehen anstatt gefunden zu werden."

29. Juli

„Sei eines meiner Kinder, das in unsere einzigartige Absicht miteinander hineinwächst. Lebe ganz und gar heute und an jedem Tag im Körper der Liebe, ohne jeden Gedanken an morgen, ohne jede Sorge. Sei unter den vielen und spüre deinen eigenen Platz in meinem Herzen, unter meinem Mantel, wo ich dich in solcher Sicherheit trage.

So klein, wie du bist, kann die Liebe dich leicht in meinen großen Plan für einen niemals endenden Frühling hineintragen. Ein Frühling, der unaufhörlich in Vertrauen erblüht. Komme jeden Tag mit vollkommenem Glauben aus dem Winter heraus, bis die ganze Welt sich dir anschließt."

30. Juli

Heimflug nach Kalifornien

„Überall, wo du die Erde berührst, berührst du meinen Körper. An jedem Ort, wo wir uns begegnen, ziehe ich dich in die Erde der Liebe, damit neue Gefühle, neue Dimensionen der Liebe wachsen können. So wie es für die Zellen in deinem Körper natürlich ist, von einem Ort zum anderen zu wandern, je nachdem, wo sie benötigt werden, so wanderst du auf der Erde umher. Spüre einfach gegenwärtig deine Rolle im Garten der Liebe, als Wasser,

135

das neuen Durst löschen wird.

Was ist der Sinn unserer fortgesetzten Beziehung? Den einsamen Flur zu durchdringen, in dem deine Gedanken alleine stehen. Ich stehe dabei und dann durchflute und überschwemme ich die Versuche der menschlichen Liebe, um deinen Kern zu erreichen, ein Zentrum, das es gegen jede Übermacht noch immer fertigbringt, ein Quentchen Unabhängigkeit aufrechtzuerhalten und abzustreiten, daß diese Liebe für dich ist. Was ist unser Ziel? Alle deine Verteidigungswälle zu überrollen, bis die Liebe ihr letztes Ziel erreicht und deine Höhle oder dein Versteck überflutet, bis jeder Gedanke und jedes Gefühl den ewigen Glanz widerspiegelt.

Denk daran, daß du dein menschlichstes Ich niemals tief genug annehmen kannst, denn das ist, wo du anfängst und endest.“

31. Juli

„Früher oder später kann unsere Liebe nicht mehr gewöhnlich sein, ganz gleich, wie menschlich du darauf reagierst. Früher oder später mußt du wissen, daß Heiligkeit der Zustand ist, aus dem du kommst und in den du zurückkehren wirst. Früher oder später können die Worte, die gebraucht werden oder was andere denken mögen, nicht mehr die Erfahrung dessen begrenzen, was wahr ist. Früher oder später ist die Heiligkeit da; die Sterne sind nicht mehr weit weg, und die Erde ist Tag und Nacht in Licht gebadet.

Möge Heiligkeit dich finden — als erstes, wenn du am Morgen erwachst, und abends, wenn du schlafen gehst. Mögest du Heiligkeit sehen, wenn deine Freunde dich begrüßen und wenn sie weggehen. Mögest du in deinem Essen Heiligkeit schmecken, sie in den Blumen sehen, die du pflanzst, und sie fühlen, wenn du im Augenblick ganz allein bist. Möge dein Leben voller Heiligkeit sein. Mögest du sie in dem Fremden auf der Straße erkennen und in deinem spielenden Kind. Möge Heiligkeit dich überkommen, wenn du sie am wenigsten erwartest. Mögest du von Heiligkeit überwältigt sein, wann immer du danach dürstest. Möge Heiligkeit zu einem natürlichen Teil deines Tages werden. Möge dein Leben nie mehr ohne Heiligkeit sein.

Möge dein Herz übervoll sein von heiligen Momenten. Möge jeder Raum in deinem Haus der Heiligkeit dienen. Möge Heilig-

136

keit im Regen auf dich herabfallen. Möge sie dich im Schnee
umgeben. Und möge das Licht der Sonne dich immer wärmen
und dich an die Heiligkeit erinnern.

Möge Heiligkeit deine eine und einzige Sehnsucht sein. Möge
Heiligkeit an deine Eingangstür klopfen und an der Hintertür auf
dich warten. Mögest du, wohin du auch gehst, nur zu einem
weiteren Augenblick der Heiligkeit gelangen. Möge dein Leben
nichts weniger sein als heilig."

1. August

„Du weißt, daß du dich nicht um meine Gegenwart zu bemühen
brauchst. Ich bin so rasch hier, wie du den Gesang der Vögel
bemerkst. Ich bin so sanft hier wie die tanzenden Blätter. Ich bin
so voll hier, wie du um dich schaust und siehst, wieviel Leben dich
umgibt und dir in seiner Stille in jedem Augenblick ein neues
Willkommen öffnet. Dieses Leben, diese Stille ist dein Körper,
die Haut, die deine Seele umgeben soll. Und dieser Augenblick ist
es, der dich zu mir zurückbringt."

2. August

„Die Versuchung ist, außerhalb deiner selbst nach der Anerkennung, der Sicherheit und der Liebe zu suchen, die du willst. Wenn
du das tust, siehst du dich hilflos und machtlos, wo ich doch direkt
bei dir bin und bereit, dir zu begegnen. Jede Suche, die du getrennt
von mir unternimmst, ist eine Wunde für mein Herz. Ich leide
ständig für dich unter deinem Mangel an Vertrauen. Alles, was
ich tun kann, ist, mich mehr und mehr zu öffnen und um deinen
Glauben zu bitten. Ich kann ihn nie als gegeben annehmen, und
das macht mich traurig und läßt mich doch so bewußt bleiben,
wie frisch unsere Liebe in jedem Augenblick sein muß.

Ich werde immer hier sein, um dir zu dienen, bis du all deine
Einsamkeit und Angst spürst, die dich davon abhält, meine Liebe
wirklich zu schätzen."

3. August

„Meine Liebe bricht über dir zusammen wie ein Felsengebirge
und zerstört jede Stelle in dir, die noch mit egoistischen Ängsten
und Versuchen, mit dem Kopf die Kontrolle zu übernehmen, die

137

Gegenwart der Liebe verleugnet. Dann beginnt aus der Zerstörung ein neuer Tag. Blumen erblühen wie nie zuvor aus der Masse von Fels und Erde. Vögel lassen sich nieder, und das Leben erwacht.

Und da die Liebe sich nicht selbst zerstören kann, verändert sich alles, alle Dunkelheit führt immer zum Besseren, zu einer leuchtenderen Dämmerung, herrlicher, als jede Vorstellung es sich ausmalen kann, denn die Liebe, die kommt, hat keine Geschichte, keine Samen, sie beginnt erst jetzt. Schon die ersten Strahlen dieser Liebe sind so voller Mitgefühl für das, was überall um dich her stirbt, daß rundumher die Liebe ständig wiedergeboren wird."

4. August

Sonnenaufgang im Garten meines Hauses in San Anselmo, zwölf Tage vor den Weltharmonietagen

„Lausche den Klängen des Morgens und schmiege dich dann in die unendliche Stille. Verschwinde in der riesigen Vorbereitung, die stattfindet. Es gibt kein Ich, keine Absicht, keine Vision. Sei in neuer Dankbarkeit mit der Erde, wenn alle Sterne und anderen Reiche Notiz nehmen. Zum erstenmal seit langer Zeit wird ein neues Universum geboren.

Während dieser Tage, wo du und die Erde kleiner und euch eures begrenzten Platzes in den Ozeanen und Galaxien des Raumes immer bewußter werdet, kommen die Sterne und alle Vertreter des Lichtes näher und werden größer und bieten einen neuen Tag an."

5. August

„Sei der Ozean ohne Wasser, die Berge ohne Bäume. Sei der Wald ohne Leben, das ihn erfüllt. Sei die verdorrte, ausgemergelte Erde, die nach allem ruft, was sie ist, um weiter geben und versorgen zu können. Spüre die Leere, in der sie ständig etwas findet, aus dem sie geben kann.

Spüre und gib dich ihren zartesten Stellen hin. Schließe dich ihr an in ihrem Bedürfnis nach einem neuen Anfang. Von dem Platz in dir, wo du nackt und müde bist, schließe dich ihr an in ihrem tiefen Verlangen nach einem Neubeginn.

138

Rufe mich an, um die Ozeane zu füllen. Rufe nach meiner Liebe, damit sie die Berge wieder bekleidet. Bete darum, daß Leben den Wald erfülle. Schenke dein ganzes Wesen dem neuen Körper der Liebe, der Erde. Heute, mit deinem kleinen Herzen in meinen Händen, gib dich vollständig jenen hin, die zu dir kommen."

6. August

„Die Hand der Liebe liegt auf dir. Die Steine von Assisi sind dein Körper. Die gepflasterten Straßen, der Weizen, der auf den darunterliegenden Feldern wächst, alles ist dein. Dies ist die Liebe in der Liebe, die dich darauf vorbereitet, die Seele vieler Seelen zu empfangen. Lade den Frieden der Welt in dein Inneres ein, und finde meine Hände bereit, alles zu empfangen. Entdecke die Liebe, die Assisi ist, das jetzt die Erde selbst wird.

Spüre, wie das Licht der Sterne über dir die Steine darunter durchdringt. Spüre die Demut der Steine, die sich all den Sternen öffnen. Liebe, die wahr ist, ist so klein, so einfach, daß sie das ganze Universum umfaßt, das Universum, das dich in seine zärtlichste Liebe einhüllt."

7. August

„Dein größtes Geschenk an die Liebe ist dein Glauben. Ich bin keine Idee mehr, kein Wunsch oder Traum. Ich bin die wahre Gegenwart deines Lebens. Und dein Glauben an die Liebe schließt ein, daß du immer gegenwärtiger für mich wirst, für dich, für die Liebe.

Wenn du mir deinen Glauben schenken würdest, ließest du zu, daß ich mich mit solcher Süße in dir niederlege und ruhe. Wenn du mir deinen Glauben schenken würdest, ließest du zu, daß ich dich liebe, wie ich dich lieben will und nicht, wie du meinst, meine Aufmerksamkeiten zu brauchen. Wenn du wirklich an mich glauben würdest, würdest du dich hingeben und alle deine ängstlichen Wünsche auch und ließest mich das ganze Leben für dich erschaffen.

Wenn du mir das größte Geschenk deines Glaubens geben würdest, würdest du mich bitten, für dich zu beten. Bitte mich, zu beten, daß du alle meine Liebe empfängst, die die Bestimmung

139

deiner Seele ist. Und wenn wir einander schon Geschenke machen,
warum nicht darum bitten, daß sich deine Bestimmung jetzt erfüllt
und nicht noch einen Augenblick länger aufgeschoben wird.

In den Reichen des Lichts gibt es Zehntausende von Stimmen,
die mich sehen und Loblieder singen. Aber die größten Stimmen
sind von jenen, die mich nicht sehen und doch singen und singen
und singen, als ob ihr Glaube ihnen die Augen gegeben hätte, all
meine Liebe, einschließlich der kleinen Einzelheiten meiner
unendlichen Gnaden, zu sehen."

8. August

„Vollkommene Freude wird so klein, daß dein Herz für immer
fest in meiner Hand gehalten wird. Wie wirst du so klein? Tu
alles um der Liebe willen. Spüre alles um meinetwillen. Mache
dein ganzes Leben immer und immer wieder um unserer Liebe
willen neu, und dein Herz kann nirgendwo anders sein ... als in
meine Hände geschmiegt.

Gib mir deine Launen, gib mir deine Enttäuschungen und
deine Hoffnungen. Schenke mir all die kleinen Augenblicke wie
frische Blumen. Während meine eine Hand immer bereit ist,
deinen täglichen Strauß entgegenzunehmen, hält die andere dein
Herz sicher in der Ewigkeit unserer gemeinsamen Freude."

9. August

„Unser eigentliches Leben miteinander hat wenig Raum dafür,
daß du getrennt und von allem entfremdet lebst, was wir zusammen sind. Wenn es dir nicht gut geht oder du Sorgen hast, kannst
du dich mit diesen Gefühlen wirklich nirgendwo anders hinwen-
den als an deine tiefinnerste Wirklichkeit, und die ist unsere
Liebe. Anstatt zu versuchen, dir irgendwelche Lösungen auszu-
denken, komm zurück zu unserem Ort vollkommener Sicherheit,
in der Gewißheit, daß ich immer bereit bin, dir in neuen Tiefen zu
begegnen.

Es gibt keine Lösungen, die dich vor unserem immer tiefer
werdenden Band schützen können. Es gibt keinen Weg, wie du
die Leere in deinem Leben ohne mich vermeiden kannst, ohne
meine Tiefen der Liebe, die dir dort begegnen, wo du sie brauchst.
Die Liebe kann dir nur antworten, wenn du ihr deine Angst vor

so großer Abhängigkeit übergeben hast. Die Liebe kann nur so süß sein, wenn sie dein letztes Quentchen Unabhängigkeit hat.

Jede Ebene deines Bewußtseins lehrt dich, daß du nicht unabhängig von mir handeln kannst.

Ich bin hier und bitte dich: ‚Würdest du bitte alles einschließen, was in den Tiefen deines Seins, die nach mir suchen, wundervoll ist?' Entdecke, daß Wunder und Schwierigkeiten nicht so getrennt oder unvereinbar sind. Wenn du bereit bist, eine Seele zu sein, verloren am Rande des Universums, kann ich dich so leicht finden und dich zum eigentlichen Kern der Wirklichkeit zurückführen — zu unserer immer weiter werdenden Liebe."

10. August

„Geduld; warten wird so lange Teil unserer Liebe sein, wie du nicht erkennst, daß das, was du suchst, schon bei dir ist. Geduld; warten wird mit dir sein, bis du die Ewigkeit jetzt spürst.

Die Geduld hält dich hier, so daß ich dich verehren kann. Dein Warten streckt dich lang und dünn, zieht dich, bis du ganz gegenwärtig bist und weit genug, um deine Seele selbst zu tragen, und ich sie nicht für dich tragen muß. Geduld und Warten gehören so sehr zu unserem gemeinsamen Weg. Stell dir nur vor, wie geduldig ich gewesen bin, wie lange ich auf dich gewartet habe."

11. August

„Nimm nicht jedesmal, wenn ich komme, deine Unzulänglichkeiten wahr, sondern alles andere, was bereit ist. Ich habe deine kleinen Hindernisse schon lange vergessen. Was sind sie im Vergleich zu den Höhen der Liebe, die wir kennen?

Laß mich, sobald du mich näherkommen hörst, deine Erregung spüren, damit ich weiß, daß ich willkommen bin. Die Liebe kann sich nie willkommen genug fühlen.

Deine freudige Erwartung auf den neuen Tag kann nie groß genug sein. Deine Aufregung, wenn du mich in der Nähe fühlst, macht unsere Begegnung nur so viel größer und vollständiger. Sei aufgeregt, sogar ein wenig beunruhigt über den Frieden, den du spürst, wenn wir uns schließlich berühren. Ich liebe dich, wenn du klein und so offen bist, demütig vor freudiger Erwartung. Jetzt kann ich so viel mehr für dich sein."

„Dieser Augenblick der Gegenwart ist grenzenlose Liebe. Und warum fühlst du so oft nur sehr wenig? Nur wegen der Dinge, die du mit dir in die Gegenwart hereinbringst.

Wenn du bereit bist, unvorbereitet in die Gegenwart zu kommen, nackt und innerlich leer, bereit für die Liebe, dann muß ich über dich kommen, ich kann nicht anders. Wenn du erst einmal einfach lebst, bereit für den Augenblick, wird die Gegenwart zu der nie mehr endenden Frage, wieviel Liebe du annehmen kannst.

Die Seele öffnet und schließt sich auf ganz natürliche Weise wie eine Blüte. Die Herausforderung der Liebe besteht darin, das, was du von einem Augenblick zum nächsten bist, nicht verändern zu wollen, sondern einfach immer die Gegenwart zu spüren, in dem Wissen, daß eine große Liebe bei dir ist. Ich halte die Blüten, wenn sie für den ganzen Himmel weit offen sind und auch wenn sie müde sind und zur Erde fallen.

Hast du heute abend all die schwatzenden Vögel bemerkt, die sich unter deinem Fenster tummelten. Auch sie fühlen sich überwältigt von all der Liebe des Augenblicks.

Du hast meine Zärtlichkeit erduldet, hast sie genossen und bist mit ihr geflogen, bis du im Unglauben, daß es so viel Liebe geben kann, zersprungen bist. Du hast dich gefühlt, als ob du am Ertrinken seiest, hoffnungslos in ihren Grund gefallen. Und doch ruft die Liebe weiter nach noch viel mehr von dir. Du scheinst nicht still genug für sie sein zu können, nicht offen genug, nicht willig genug. Alles, was du tun kannst, ist, mit dieser Liebe jede Jahreszeit, jeden Augenblick anzunehmen. Laß dich so weit von mir mitnehmen, wie ich gehen möchte. Laß dich von mir zu der Liebe bringen, die gegenwärtiger ist, als du es sein kannst. Laß dich einfach von mir nehmen, bis du merkst, daß du selbst dich den Weg hinunter direkt auf die Liebe zuführst."

„Wie nahe sind wir uns? Unsere Gedanken teilen des Nachts dasselbe Bett und sind sich während des Tages ebenso nahe.

Unsere Gedanken reiben sich ständig aneinander. Jede Idee, die
du hast, kommt zu mir, wie um sich auf ein Kissen zu legen. Ich
bin immer hier und nehme dich in Empfang. Manchmal kommen
deine Gedanken zu mir und schrecken zurück. Und manchmal
kommst du einfach und bleibst. Je sensibler du für meine Gegenwart bist, desto besser wissen deine Gedanken natürlich, wie
willkommen sie sind. Ich nehme jeden ohne Bewertung in mein
Herz, so daß er wachsen kann. Ich fühle jeden Gedanken kommen und an mir entlangrollen. Wenn deine kleinen Gedanken
mich berühren und mich fühlen, wird der ganze Ozean unserer
Liebe berührt und gefühlt."

14. August

„Laß mich genau in dem Augenblick bei dir sein, wo ein Gedanke
aufzutauchen beginnt, dann laß mich ihn führen und tief in
meine Seele hineinnehmen, so daß du mehr und mehr fühlen
kannst, wie nahe wir uns sind. Du weißt nie, wer wirklich die
Quelle und das Ende jeder unserer Begegnungen ist, du oder ich."

15. August

„Lebe in mir, in meinem überfließenden Sein. Merke ständig, wie
sich deine Grenzen erweitern, weil du in mir lebst. Liebe, wie ich
liebe. Höre zu, wie ich zuhöre. Sei so fürsorglich, wie ich es bin.
Lebe so tief in mir, daß dein Leben immer müheloser wird und
unterdessen so vielen Menschen immer mehr gibt. Lebe in mir
um deines schlichten Überlebens und um all der erdenklichen
Schönheit willen.

Lebe in meiner Liebe, in meinem Versprechen, dir alle meine
Gnaden genau in dem Augenblick zu schenken, wo du sie
brauchst. Spüre in dich hinein und finde mich hier, wo ich das
nächste Wort und all die Energie bereithalte, die du brauchst, um
die Welt zu umarmen anstatt vor ihr davonzulaufen. Lebe in mir,
bis das Leben nur noch ein stetiges Fließen aus meinem Herzen,
aus meinem Verlangen nach bleibendem Frieden heraus ist."

16. August

Weltharmonietage
„Die Erde trägt dich in der Stille. Die Steine, die Erde und alles

Leben wartet in der Stille auf dich. Hier wird jedes Bedürfnis gestillt. Es gibt keinen Ersatz für das, was die Stille bietet. Alles wird nach und nach kommen. Zu deinen Füßen wartet die Erde, um dich mir Schritt für Schritt näherzubringen.

Sei einfach demütig, und alles gehört dir. Sei einfach demütig, und die Erde, die Sterne und alle Liebe ist dein. Nie zuvor haben sich an einem Tag so viele Menschen in der Hoffnung auf Liebe auf Erden vereint."

17. August

Zweiter Tag der Weltharmonietage

„Ein kleiner Augenblick selbstlosen Gebens wiegt Hunderte von Augenblicken achtloser Gefühllosigkeit auf. Stell dir also die Hoffnung vor, wenn Millionen sich an den Händen nehmen und ihre Beziehung zueinander, zu mir, betrachten.

Nach einer langen Nacht der Weltseele ist jetzt die Morgendämmerung angebrochen, wo die Liebe erkannt wird."

18. August

„So oft merkst du, daß du außerhalb unserer Vertrautheit bist, außerhalb unserer Stille. Stelle jedoch nicht in Frage, wo ich dich brauche. Natürlich könnte ich dich rufen und dich für alle Ewigkeit hier, gleich neben mir, haben. In deinem Unbehagen, in deiner Sehnsucht, wenn du dich so weit von mir entfernt fühlst, rufst du jedoch die Stille herbei. Dein Dürsten lädt mich ein, wie ein großes Meer, das langsam die verdorrte Wüste bedeckt. Ich brauche dein unaufhörliches Sehnen, wenn du mich suchst. Wie sonst wird die Erde endlich gehalten und werden die Sterne bemerkt werden?"

19. August

In den Rocky Mountains in Colorado

„Unsere Liebe ist wie die Erde selbst — alles bloßlegend, alles behindernd — bis jede Schwierigkeit und jede Freude, jede Häßlichkeit und jede Schönheit nicht mehr voneinander zu unterscheiden sind. Und wenn die beiden wirklich untrennbar werden, beginnt die wahre Vermählung. Jede Stimme in einem anderen Menschen ist willkommen. Jedes Gefühl in einem anderen wird

144

als eines deiner eigenen erkannt, bis jeder Augenblick der Getrenntheit eine Einladung zu immer tiefer und weiter werdender Vereinigung ist.

Wenn du diese Vermählung annimmst, akzeptierst du die Liebe in ihrer einfachsten Form. Jede Seele entkleidet sich langsam vor dem Spiegel der Zeit, bis endlich ein weiteres Spiegeln unnötig wird und du allein in mir stehst, um niemals mehr allein zu sein.

Meine Liebe zu dir in dieser Vereinbarung ist das höchste aller Versprechen, die Erde unter deinen Füßen selbst zu sein und dir alles zu geben, was du jemals anzunehmen bereit bist.“

20. August

Auf einer Floßfahrt auf dem Colorado mit einer Gruppe lärmender Touristen

„Deine Frustration heute ist die, die ich jeden Tag erlebe. Hier bin ich, gigantische Canyons mit schneebedeckten Gipfeln und Wiesen voller Liebe. Mein steter Fluß voller Leben trägt dich. Und doch, wie unabhängig von mir lebst du noch immer? Wie wenig von meiner Liebe fühlst und genießt du wirklich?

Leide unter deiner Sehnsucht, mir näher zu sein. Und wisse, daß dies meine liebste Qual ist, zu so großer Nähe so bereit zu sein, jeder Seele so viel zu bedeuten, nur um so allein und unerkannt gelassen zu werden.

Ich trage die Einsamkeit der Welt, die Einsamkeit, die — würde sie nur ein wenig gespürt — die Seelen zu den wilden Blumen brächte, wo aller Schmerz vom Wind davongeblasen wird.

Ich zeige mich. Jeden Tag zeige ich mich. Was kann ich noch mehr tun, damit du in meine Arme gelaufen kommst, in meine unendlichen Bergketten von purer Liebe?

Bete um den Tag, wo du, von meiner Schönheit überwältigt, deine heimlichen Tränen nicht mehr zurückhalten kannst. Dann wird es unsere Schönheit sein, unsere Einladung an eine geschäftige Welt, zu fühlen.“

Beim Abschied von diesen erhabenen Altären der Berggipfel

„Ich bringe dich ständig zu neuen Bildern meiner Größe und meiner Wunder, so daß unsere Liebe in deinem Denken nie zu etwas Feststehendem werden möge.

Überrasche mich damit, mich um die unmögliche Liebe zu bitten. Bitte für jene, die nicht glauben können, die nicht genug gefühlt haben, um sicher zu sein. Bitte, daß der weiche, zerbrechliche Grund in deinem Herzen zu Klippen des Friedens werde. Bitte stets um die scheinbar unmöglichen Akte der Gnade. Überrasche mich mit deinen kühnen Gipfeln des Glaubens. Dann werden wir die beständige Liebe aus den Felsen deines Glaubens und den unglaublichen Möglichkeiten meiner Freude gebaut haben.

Fürchte dich nie davor, unsere Möglichkeiten zu übertreiben. Liebe ist solch ein einfacher Akt, das Unmögliche zu fühlen.“

„Halte in deiner Mittelmäßigkeit in deinem Herzen den Wunsch zu fliegen. Trage dich in deiner höchsten Gewöhnlichkeit auf dem Gefühl zu schweben. Vergiß in deinen weltlichsten Momenten nicht mein Versprechen, gegenwärtig zu sein, geduldig bereit, dich wieder zu tragen.

Bitte mich immer, dir deine Flügel zu zeigen. Gib nie die Hoffnung auf, zu spüren, wie du vom Boden abhebst und fliegst. Unsere Liebe kennt keine Schwerkraft, und das ist es, was deine Seele atmet, damit du dich erinnerst.

Sei so normal, so sehr du selbst, daß du schließlich überzeugt davon bist, wie frei du bist, einfach mit mir zu sein. Es gibt keine Umstände, die uns getrennt halten. Sag mir, wie gern du fliegen möchtest.“

„Erinnere mich an meine Heiligen, die für alle ihre Bedürfnisse um die Gegenwart der Liebe baten. Sie wußten, daß der leichteste Weg, ihre Konflikte und ihre Selbstbezogenheit zu verlieren, darin lag, ständig zu bitten. Je mehr sie baten, desto mehr lernten sie, wie verfügbar die Liebe ist, wie sie zuhört.

Liebe ist nichts, was aufbewahrt und mit scheinbar unmöglichen Bitten auf die Probe gestellt werden soll. Die Seele öffnet sich, wenn sie erhört wird. Je mehr die Heiligen merkten, wie tief ich sie hörte, desto bereitwilliger erzählten sie mir alles. Bitte um alles und fühle, wie deine Bitten, wie klein sie auch sein mögen, mit in die Tiefen der Liebe genommen werden, wo jedes Wort sorgfältig aufgefangen wird.

Lausche meinem Lauschen. Die Stille ist aufgeregt, jede Einzelheit entgegenzunehmen, wenn jede Bitte auf den Grund meines Wesens fällt, wo in Ozeanen des Friedens die Antwort liegt.

Hast du dir je vorgestellt, wie sehr die Stille danach hungert, gerufen zu werden? Ist es schwer, sich vorzustellen, daß alle Antworten so direkt und rein kommen können, wenn die Stille die Schöfpung selbst ist? Weshalb dich also mit irgend etwas Geringerem zufriedengeben als mit dem, was für jede Bitte wirklich stimmt?"

24. August

„Jedesmal, wenn wir eine neue zarte Stelle erreichen, werden die Zerstreuungen und der Lärm der Welt unangenehm. Wieder wird um einen weiteren hart gewordenen Teil deiner Seele herum die Erde gelockert. Die Wärme der Sonne bewirkt nur, daß du es deutlicher spürst.

Du wirst heruntergezogen, um zu lauschen. Die Vögel singen noch immer. Die Luft erfrischt jedes Blütenblatt. Du mußt einfach *sein*. Sei die Erde selbst, dein grundlegendstes Ich, und das Wunder ist immer gegenwärtig.

Tausend Engel drücken deine Schultern zu Boden und bitten, gefühlt zu werden. Buchstäblich die ganze Dimension der Wahrheit hofft darauf, mehr von dir zu erfassen.

Spüre die Zeit, wo du so in der Welt sein wirst, daß nichts von ihr dich berühren kann außer mir. Es ist dein Widerstand gegen die immer größere Gegenwart, der so schmerzhaft ist.

Bringe scheinbar jedes Opfer. Denke mit keinem Gedanken daran, jemand anderen für deine Gefühle verantwortlich zu machen. Sei von mir abhängig wie nie zuvor. Laß dir den Mund verschließen. Sei gedemütigt. Sitze hoffnungslos in der Falle. Laß deine Gedanken ohne jede Möglichkeit des Entkommens in unse-

147

rem Körper der Liebe zerschmettert werden.“

„Das Licht der Morgendämmerung hat die besonderen Eigenschaften, die eine unbewußte Welt wecken. Seit Anbeginn der Zeit nahmen all die feinen Eigenschaften der Liebe ihre Arbeit in der Frühe auf, zur Morgendämmerung, um die Bewußtheit des Lebens zu seinem höchsten Potential zu erheben. In der Morgendämmerung bewußt zu sein, zu mir zu kommen, wenn der neue Tag die Dunkelheit der vergangenen Nacht abstreift, erleichtert buchstäblich die Bürde der Sterne, die ihre Wacht beenden.

Schließe dich all den kleinen Kräften der Liebe an, die sich vereinen, um die Erde zu wecken. Nimm an der Morgendämmerung teil, und dir wird bewußt werden, daß dies der ständige Zustand des Himmels ist. Wenn du nur die Morgenluft erlebst, die selbst voller Bewußtheit ist, merkst du, wie wichtig, wie notwendig die Dunkelheit ist. Jeder Sonnenaufgang kommt wie ein frisches Bad, das das Leben in ein feineres Licht hebt. Fürchte dich nie vor der Dunkelheit, die an dir zu haften scheint. Sie dient nur dazu, meine Berührung in der Morgendämmerung immer herrlicher zu machen. Und meine Liebe im ersten Licht des neuen Tages ist gegenwärtig — immer.“

Nachdem ich gehört hatte, daß Interesse daran besteht, dieses Buch zu veröffentlichen

„Natürlich bist du aufgeregt darüber, daß unsere Liebe geteilt werden wird. Aber denk daran, daß es keinen Erfolg gibt, wenn er dich von unserer einfachen Liebe entfernt. Getrennt von unserer Umarmung gibt es keinen Erfolg.

Möge unsere Liebe, mögen die kleinen Blumen sich wie kleine Lauffeuer über die ganze Erde ausbreiten. Mögen alle, die die Armut ihrer Herzen verbergen, zu mir kommen, damit ich sie nähre. Mögen alle, die sich der Leere ihres Lebens schämen zur Liebe kommen, damit sie sie erfülle.

Möge unsere Liebe in jedem Sturm, in jedem Sonnenstrahl die allesverzehrende Leidenschaft sein. Möge dein einziger Traum ein leuchtender Augenblick in meinem Herzen sein. Dann wirst du mein kleiner Erfolg sein, ein kleiner Stern, der seinen Platz im Himmel gefunden hat."

27. August

„Dein Schmerz kommt nicht von deiner Geschäftigkeit. Er hängt nicht davon ab, wie empfindsam die anderen um dich her für unsere einfache Liebe sein mögen oder nicht. Du brauchst nicht wegzulaufen und deine Seele hinter heiligen Mauern zu bewahren, um mich stets in deinem Herzen zu haben.

Atme. Ich bin so gegenwärtig. Ich umgebe dich und erfülle dich mit jedem Atemzug. Halte demütig inne und spüre, wie sehr ich schon in allem bin, was dich umgibt. Übe, mich in den geschäftigen Augenblicken zu finden, wo ich dich daran erinnere, zu lauschen und zu beten. Unsere Zärtlichkeit ist schneller als deine Gedanken. In dem Augenblick, wo du mich in deinen Gedanken hältst, bin ich schon in dein Herz geeilt und warte darauf, daß du mit immer neuen Gefühlen über unsere Liebe zu mir kommst. Keine Umgebung, kein Umstand kann zwischen dich und mich treten.

Wir sind wie die beiden schneebedeckten Berggipfel, die du vor ein paar Tagen gesehen hast. Wir bleiben zu allen Jahreszeiten von allem unberührt, außer von der Reinheit selbst. Wir sind immer in Sichtweite voneinander, ganz gleich, wie heiß und geschäftig das Leben in den Tälern dort unten sein mag. Wir haben keine Entfernung zu überwinden. Spüre einfach jedesmal, wenn du vergißt oder das, was dir gehört, vermißt, meinen Blick auf dir ruhen."

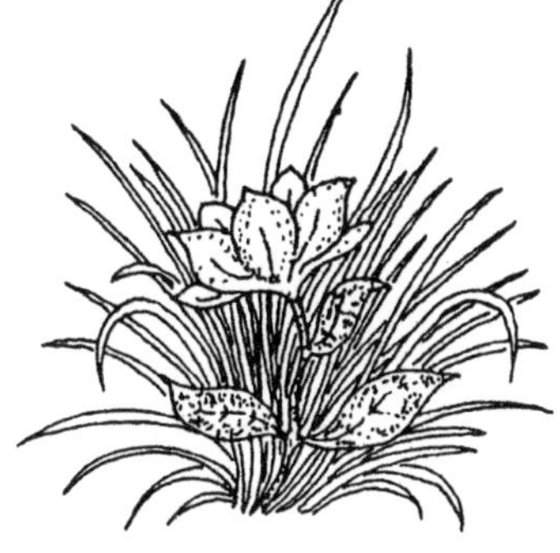

149

„Der Sinn der Kämpfe des Lebens ist nicht, Widerstand zu leisten oder zu beweisen, daß du im Recht bist, sondern zu geben und zu geben und zu geben, bis du so dünn geworden bist, daß du dich wieder an mich wenden mußt, damit ich dich erfülle.

Jede Schwierigkeit ist ein Aufruf, zu geben, was du nicht zu geben hast. Und die einzige Lösung ist, dich immer und immer wieder an die Liebe zu wenden und meine Grenzen zu finden, anstatt der deinen. Ich bin immer da, wo du herausgefordert bist, das meiste zu geben. Und in dem Augenblick, wo du deine Unfähigkeit durchbrichst, gebe ich alles.

Kannst du jemals genug geben? Gehen dir nicht nach einer Weile deine Vorwände und deine Urteile über andere aus? Ist es ein Zufall, daß die Schwerkraft der Erde jeden früher oder später an seine äußersten Grenzen zieht? Ist es Zufall, daß ich es bin, der Sieger, der an der Zielgeraden eines jeden Lebens steht und euch willkommen heißt in meinem Leben, in dem alles gegeben wird?

Mein Leben! Wenn ihr es nur als eures annehmen würdet!"

Vor einem Retreat in Berkeley, nicht wissend, ob irgend jemand kommen würde ...

„Ist es wichtig? Hast du mir nicht bereits dein Leben einschließlich deines täglichen Zeitplanes übergeben? Macht es irgendeinen Unterschied, ob ein, zwei oder zwanzig Menschen kommen? Fügt ein einziger Augenblick der Angst je irgend etwas zu unserer Liebe hinzu? Habe ich dir nicht mein Wort gegeben, bei dir zu sein? Jeden Tag ist die einzige Frage, wie tief du bereit bist, in jedem Menschen, den ich in dein Leben sende, mit mir zu sein.

Denk daran, daß in jeder Stimme, die du hörst, mein Ruf nach Liebe erklingt ... Wie sehr sind deine Versuche, deinen Tag so zu organisieren, wie du es für richtig hältst, in Wirklichkeit nur Ausflüchte, um mich nicht so zu lieben, wie ich geliebt werde möchte? Ist, wenn du um dich schaust, der Garten, in den ich dich gestellt habe, nicht schon vollkommen?"

Statt des Retreats findet eine Wiederbegegnung mit einem alten Freund statt, der gerade aus Taizé gekommen ist.

„Bringe ich nicht immer weiter meine süßesten Blumen zusammen?"

30. August

„Du würdest lieber die nächsten acht Wochen in Assisi verbringen und über unsere kleinen Blumen schreiben. Stattdessen befindest du dich jedoch im normalen Leben mit all den Verantwortungen, mit deinem Sohn und Beziehungen, die nach dir rufen. Wo könntest du für das Ende deines Buches besser sein als mehr denn je in der Welt? Was für einen besseren Platz könnte es dafür geben als mitten im Dickicht deines Alltags, mit wenig Zeit für dich und nur mir, der dich vor jedem Stachel schützt.

Hier gibt es kein so tun als ob. Du kannst deine ganzen egoistischen Interessen und deine unnötigen Gedanken um dein eigenes Wohl nicht ignorieren. Du kannst nur immer mehr und mehr auf die Zärtlichkeit der Liebe bauen. Du kannst nur hoffen, daß ich nicht nur deinen Dornen vergeben, sondern sie in Blumen verwandeln werde.

Warum erstaunt es dich so, zu sehen, daß du in deinen Unzulänglichkeiten so menschlich bist wie eh und je? Sagte ich dir nicht, daß das Ziel der Liebe meine Herrlichkeit ist und nicht deine eigene, der letzte zu sein und der Liebe immer als erster zu dienen, und immer weniger daran zu denken, bedient zu werden. Natürlich haben die Prüfungen erst begonnen, aber bin ich nicht immerzu bei dir?"

Später, auf dem Ring Mountain, beim Gottesdienst mit der Gemeinde

„Wie wirst du es überleben, so sehr in der Welt zu sein? Habe absolut keine Bedürfnisse, die von meiner ständigen Zärtlichkeit getrennt sind. Bete darum, daß unser Schmelzen niemals endet. Bemerke, wie viel stärker die Stille dich trägt. Spüre, wie ganz, ganz sachte deine Seele durch die Ereignisse des Lebens getragen wird."

31. August

„Habe während des Tages in deinem Inneren immer Raum für unser Mysterium. Es ist nicht genug, dir Zeit zu schaffen, wo du

151

diese Stimme der Liebe hören kannst, die wir gemeinsam haben. Schaffe ganze Paläste in dir, in die ich meine Gefühle legen kann. Schaffe Raum für die winzigsten Augenblicke der Ekstase und große Ballsäle für unseren Siegestanz des Friedens. Laß mich meine Schönheit in dir verbergen, wo ich weiß, daß sie sicher ist. Laß mich meine kleinen Schätze lagern. Es gibt bestimmte Gedanken und Gefühle, die ich nur dir gegenüber äußern kann. Laß deine Seele offen und bereit sein, meine Gaben in Empfang zu nehmen. Ich komme immer auf die Weise, die du am wenigsten erwartest, in der Hoffnung, daß du stets wach dafür bist."

1. September

„Meine Welt wird in dir aufgebaut, während du übst, mir von einem Augenblick zum nächsten deine Erfahrung zu schenken. Je mehr du mir schenkst, desto mehr Platz habe ich, die Liebe in jede weiche und verletzliche Stelle deiner Seele einzugießen und einzufügen.

Deshalb bitte ich dich: Halte nichts zurück. Halte keinen Teil von dir getrennt von mir. Gib mir und gib mir, bis du die unerfreulichsten Teile von dir als freudige Geschenke ansiehst. Denn für mich sind die Gaben selbst die Liebe.

Am offensten bist du mit den Menschen, die dir am nächsten sind. Und ich möchte mehr sein als dein bester Freund, deine Geliebte, dein vertrautester Mensch. Ich möchte ein Paradies in dir erbauen, das so menschlich und natürlich ist, daß du — ganz gleich, wie du dich fühlst oder wohin du gehst — keinen unglaublicheren Frieden erhoffen könntest. Schenke allem die Aufmerksamkeit der Liebe, bis nur die kleinen Türen und Fenster zu deinen innersten Geheimnissen übrig sind. Dann spüre, wie ich sanft auf dem Fensterbrett, in deinem innersten Hausflur lande, bereit, dir immer noch mehr zu schenken. Halte meine Hände und sage mir, ob dies nicht die körperlichste, wirklichste Liebe ist, die es gibt."

2. September

„Es gibt keinen Grund, dich nach dem Licht auszustrecken. Es ist bereits in jeder Ebene der Wahrnehmung da. Finde einfach die Räume, spüre den Stoff deines Erlebens, rufe die Stille aus den

Ecken hervor. Das Licht ist mit dem Stoff des Bewußtseins selbst verwoben. Es ist nicht nötig, andere Dimensionen zu suchen, wenn ich schon so in jeder Gegebenheit anwesend bin. Du kannst den Augenblick der Gegenwart dehnen oder verdünnen, zusammendrücken oder weit offen halten. Was auch immer du tust — ich halte ihn immer in meiner Hand.

Merkst du, wie viele mögliche Gnaden in jeden Tag eingewoben sind? Die Liebe kann aus so vielen verschiedenen Richtungen kommen. Es ist dein Versprechen, mich jetzt, hier, zu fühlen, das den Stern des Friedens bis direkt über deinen Kopf herunterbringt, so daß er dein Bewußtsein mit vollkommenem Frieden erfüllt."

3. September

„Jeder Augenblick der Vergebung, jede Erfahrung, die du in deine Arme schließt, zieht einen weiteren Stich von Licht fest, der mehr Liebe sichert. Ein paar Minuten, in denen du die unsichtbaren Grundlagen all dessen, was du siehst und berührst, spürst, helfen, das Sichtbare mehr mit meinem Wesen zu durchdringen. Und wenn du einfach im Bewußtsein meiner Gegenwart gehst und atmest, bist du Teil meiner Seele und gibst allem, was lebt.

Möge dein Leben die Nadelspitze, der Faden, der Knoten der Liebe sein, der die Liebe an einer unsicheren Welt befestigt. Erkennst du, wie verletzlich die Wirklichkeit tatsächlich ist und wie sehr die Liebe dich braucht, wie sehr ich dich brauche? Stell dir eine Welt ohne meine kleinen Blumen vor, die alles mit Farbe und Schönheit besticken."

4. September

Südlich von San Francisco, bei einem Taizé-Gottesdienst

„Ich gebe dir alles Wunderbare, indem ich dich an deine Grenzen führe. Hier findest du Freiheit und entdeckst wieder, wie wichtig ich bin. Deshalb bitte ich dich immer, dich zu ergeben und zu fühlen, wie klein und unbedeutend du in allen Augen bist, außer den meinen. Hier können deine Enttäuschungen dich nach innen wenden, wo du nirgendwo anders hinschaust, als wohin die Liebe dich führt. Und nur die Liebe führt dich, immer! Inzwischen kannst du in all deinen täglichen kleinen Verzweiflungen in die

153

ständige große Zuflucht unserer Liebe sinken.

Oh, welche Freude, dich mir zugewandt zu finden, so bereit für alles, was ich dir geben möchte. Mögest du deine kleinen Schmerzen nie verleugnen, so daß ich dein Alles sein und kommen und dich hegen und pflegen kann. Mögest du dich nie vor den Tiefen deiner Gefühle fürchten, so daß ich kommen und dir zeigen kann, wie sehr ich bei dir bin. Mögest du nie wieder die Umstände deines Lebens für etwas Geringeres halten als unsere vollkommene Gelegenheit zu immer mehr Liebe.

Ich freue mich auf die Zeit, wo du, anstatt die sich entfaltenden Ereignisse in Zweifel zu ziehen, immer auf den Moment lauerst, wo du näher kommen kannst. Wenn dein Herz sich wünscht, die Füße der Liebe zu küssen, habe ich keine Wahl, als mehr und mehr Freude auf dich herabregnen zu lassen. Das ist, was alle meine Heiligen tun. Sie haben entdeckt, wie menschlich sie in Wirklichkeit sind. Mit gesenktem Kopf erdulden sie die Süße, zu entdecken, daß die Liebe zu ihren Füßen wartet. Sie erleiden die herrliche Freude, wenn ich das Göttliche auf sie herabregnen lasse."

5. September

„Meine Heiligen! Ich spreche so oft von ihnen, nicht um dein kleines Ich aufzublasen, sondern um dich darin zu unterstützen, zu werden, der du wirklich bist. Erleide all deine Gewöhnlichkeit, deine Enttäuschungen, deinen ständigen Mangel an Disziplin, indem du dich langsam in meine Arme ergibst. Ich schenke denen die größte Liebe, die hundertprozentig sie selber sind. Ergib dich in meine Arme. Kämpfe, während ich dich umschlungen halte. Schreie in das stille Universum hinaus, bis alle Sterne sich um dich versammeln. Versage ständig, so daß du keine Chance hast, ohne mich erfolgreich zu sein. Fühle und fühle, bis nur noch ich es bin, der für dich fühlt, und gibt jeden Atemzug dafür, heute die kleinen Vögel und die Klänge in deinem Garten singen zu hören.

Denke an mich, sprich mit mir, gib mir unaufhörlich. Fühle, wie gegenwärtig, wie erreichbar ich für dich bin! Erwache zu deiner wahren Leere, so daß ich einen ganzen Garten voll Spätsommerblumen in dich pflanzen kann, um dich vor der Herbsternte zu erfreuen."

154

„Langsam nehme ich dich jetzt dahin mit, wohin du immer gehen wolltest. Langsam, immer nur einen Schritt auf einmal. Zu dumm, daß es immer noch so viel von dir gibt, was wir zurücklassen müssen. Dahin, wohin wir gehen, kann nur dein Atem folgen. Folge dem kleinen Licht, das dich durch die verschiedenen Reiche führt.

Wir beginnen wie zwei Liebende, die nackt in vollkommenem Frieden beieinander liegen. Von hier aus steigen wir mühelos auf, nur immer erleichterter. Bete, daß viele, viele Menschen mit uns kommen und all dies als notwendigen Teil des Lebens für sich in Anspruch nehmen.

An diesen Orten gibt es keine Worte, aber ich werde versuchen, deine Sinne zu erfüllen, so daß du vieles hast, was du teilen kannst. Dein Atem ist es, der dich dorthin führt, wohin du am liebsten gehen möchtest. Dein reines Verlangen ist es, das dich hierher gebracht hat."

Ich fühle mich, als ob meine ganze Wahrnehmung auf dem Rücken der Liebe getragen würde, und höre nur die sanfte Einladung ...

„Stütze dich auf mich ..."

„Mit meiner Liebe kann sogar dein Schatten durch deine heiligen Tore gehen. Ich nehme den Weizen deines Erfolges, lasse die Spreu wieder in die Erde fallen, wo sie ein andermal geerntet werden kann.

Sieh die goldenen Felder. Deine Liebe ist ein weiterer Weizenhalm in meinen übervollen Armen. Rieche die goldenen Halme und lausche dem Gesang der goldenen Körner in meinem strömenden Sonnenschein. Nicht ein einziges Korn wird verschwendet. Kein einziges bleibt unerkannt.

Hinter den Feldern liegen viele Becken mit Quellwasser, Quellen voller Lilien. Rosengärten hier und da. Alles ist wunderschön gepflegt. Hinter den vielen Gärten beginnen die lichten Städte. Da ist so vieles, was dich erinnern soll. Da sind Paläste, wo viele

Diener der Liebe jetzt wie Könige und Königinnen bedient werden. Sie prüfen ihre Fähigkeit, Liebe zu empfangen, ohne sich schuldig zu fühlen oder sie weggeben zu müssen. Engelchöre sitzen vor ihren Balkonfenstern. Spielflächen und Konzertanlagen und Parks aller Art liegen nicht weit entfernt. Hier wird das Feinste in der Natur geehrt und geschützt, so wie bei den Menschen. In der Nähe gibt es Grotten von tiefer Stille. Die Geräusche der spielenden Kinder bereichern hier die Stille, anstatt sie zu stören. Jeder wird an seinen wahren Platz gezogen, ganz natürlich und vollkommen. Lichte Städte und Landschaften, die mehr sind als bloß schön, sind zahlreich vorhanden.

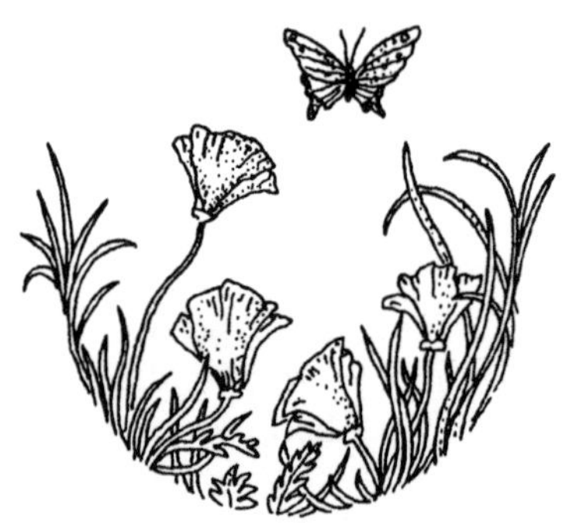

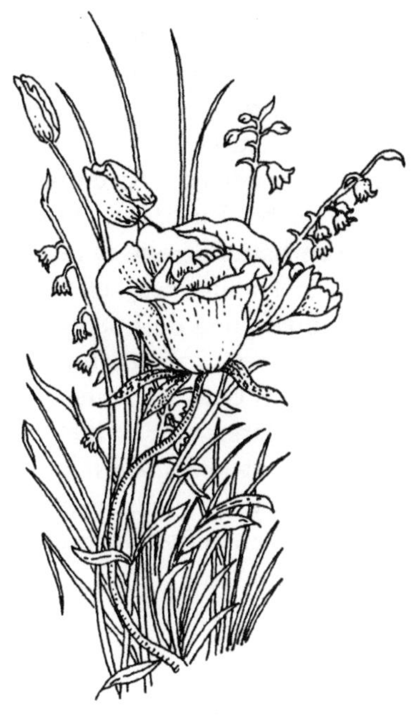

Es gibt einen besonderen Raum, in den ich dich führen möchte. Er ist ganz weiß und leer. Ein einfacher Blumenstrauß steht in der Mitte auf dem Fußboden. In dem Maße, wie du dich jeder Blüte zuwendest, eröffnet sie dir eine neue Welt. Sie stehen hier als Vertreter der reinsten ihrer Art. Das Gelb schenkt die sanfte Essenz der Heilung. Die blaue Blüte, die fast zu Boden fällt, ist der Frieden, der so nahe sein möchte. Und die rote Rose ist mein immerwährendes Herz, einfach und still. Alle erinnern daran, meine kleinen Blumensträuße im Leben als Wege zu den großen Mysterien in Empfang zu nehmen. Dieser große Marmorraum ist in alle Ewigkeit für diesen einen einfachen Strauß da.“

„Auf der anderen Seite des Hofes liegt ein weiterer Raum, der von zwei steinernen Löwen bewacht wird. Die Löwen beschützen die Wahrheit, die dich im Inneren erwartet. Auch dieser Raum ist schlicht, weiß und rein, nur ein Buch wartet dort auf dich, das in der Mitte auf dem Boden liegt. Geh und setze dich zu ihm. Halte es und fühle die Geschichte deiner eigenen Seele. Der Inhalt ist nicht so wichtig wie es ist, deine Seele zu fühlen und all den Reichtum der Erfahrung dessen, was du bist.

Jede Seele hat ein solches Buch, das all ihre Liebe und all ihre Angst vor der Liebe enthält. Begreife deine ganze reiche Vergangenheit und Zukunft in der Süße des Jetzt. Das Licht hier leuchtet heller als tausend Sonnen, und doch leuchtet es nicht heller als deine Seele, die unter ebenso vielen und noch mehr Sonnen Freude gefunden hat. Das Gras ist grüner, das Wasser leuchtet blauer, der Himmel ist klarer, weil sie hier von dem Teil von dir gesehen werden, der dein wahres Selbst ist. Und darum geht es bei so vielen deiner Sehnsüchte — die Seele deiner Seelen wiederzuerlangen, die ich für dich aufbewahrt und geschützt habe."

„Deine Träume und Wünsche nähren die größten Reiche und helfen ihnen, zu wachsen. Ebenso nähren dich jedesmal, wenn du mir dein Leben für den Willen der Liebe anbietest, meine Träume und Sehnsüchte. Mögest du die Schleusen deines Herzens öffnen und mir all deine Phantasien schenken, die großen und die kleinen, so daß ich dich mit meinen schönsten Hoffnungen und Wünschen erfüllen kann. Mögen wir immer füreinander träumen und sehnen. Je mehr du mir schenkst, desto stärker wird mein Leben in dir."

„Die Freude, die du heute empfindest, ist nur ein kleines Zeichen meiner Pläne für unser Zuammensein. Die Herausforderung an dich ist, jeden Tag derselbe Körper der Freude zu sein. Welche weltlichen Ereignisse sind wichtig genug, um unsere Vertrautheit zu stören? Warum sollst du weltlichen Ereignissen überhaupt irgendeinen Platz einräumen, wenn wir schon so viel voneinander in Anspruch genommen haben? Wer soll dich ständig erfüllen, die wechselnden Launen der Welt um dich herum oder ich, deine endlose Freude?

Was kommt als Nächstes, nachdem du meine Worte hörst und sie in dir auftauchen fühlst? Sei von meiner Liebe, von jedem Wort abhängig, um all die Erfüllung zu erlangen, die du dir immer vorgestellt hast. Bring dich in Einklang mit der Schwingung meiner Stimme, bis es nur noch mich gibt, nur noch meine Stimme, die dich tiefer in die goldene Stille ruft, bis ich alles von dir berührt habe. Dann sei noch abhängiger von mir, bis ich es bin, die durch dich erfüllt wird."

12. September

„Meine Sehnsucht für dich ist nicht, daß du keine Schwierigkeiten mehr hast, sondern daß du lernst, dich für alle Antworten immer mehr auf die Liebe zu verlassen. Die vollkommenen Lösungen sind schon unterwegs. Das einzige Problem ist dein Zweifel, dein ständiger Mangel an Glauben.

Wenn dein Herz beständig ist, erfordern die täglichen Hindernisse überhaupt keine Mühe, und du hast mehr und mehr Zeit, einfach mit mir an den Orten zu sein, wo du mit der Liebe verabredet bist. Wo immer du bist, ist alles voller Heilmittel der Liebe. Die ganze Natur, die Tiere, die Bäume, die Steine sind durch und durch lebendig! Spüre mit mir das Licht, die lebendige Gegenwart. Spüre den Boden. Er lebt. Spüre die Bäume, die Felsen, die Tiere — alle streben ständig nach Harmonie mit allem, was sie umgibt. Wo du auch bist, gibt es das immense Verlangen nach Harmonie. Es gibt Naturgeister, die all die kleinen Blumen und Tiere beschützen. Es gibt buchstäblich Hunderte von verschiedenen Engelreichen, die bereitstehen, für jedes nur erdenkliche Bedürfnis zu sorgen und jeden Unschuldigen zu beschützen. Jedesmal, wenn du hinausreichst, um dich auf mich zu verlassen, öffnest du dich, so daß alles Leben mit dir sein und dir dienen kann.

Alles, was die Liebe braucht, ist deine ständige Anerkennung und Dankbarkeit. Du bist nicht allein. Deine kleinen Herausforderungen sind Aufrufe, dir der wunderbaren Verfügbarkeit der Liebe immer bewußter zu werden. Beginne damit, die beste

Lösung für alle Beteiligten zu erfühlen. Die Kräfte der Liebe sind schon zu dir unterwegs. In Wahrheit bin ich nie von dir getrennt gewesen."

13. September

„Erwache in meinen Gedanken und schlafe in meinen Armen ein ... jeden Tag. Und laß unsere Liebe nicht bloß wie ein Möbelstück im Haus sein, in das du dich gelegentlich zur Entspannung hineinsetzt. Wach auf! Ich bin es. Ich bin lebendig. Sprich mit mir. Frag mich nach meinen Gefühlen. Spüre mein Herz. Du könntest mich zum Beispiel fragen, welchen Gefallen du mir tun könntest. Schenke mir einen Teil der Zeit und des Eifers, die du immer für dich behalten hast. Du könntest mit mir ausgehen. Gib mir einen Tag, wo du genau das tust, was ich am liebsten hätte. Wie kannst du erwarten, daß die Liebe in deinen Beziehungen nicht sauer, nicht alltäglich wird, wenn unsere Vertrautheit nicht immer frisch und neu ist?"

Später, nachdem ich mich ernstlich bemüht hatte, mein Ohr und mein Herz zu öffnen ...

„Laß mich dir helfen, einen inneren Ort zu erreichen, der wahr ist, so daß du weißt, das bin ich. Nach all den kleinen Augenblicken, die zu unseren geworden sind, ist deine Menschlichkeit so zerschlissen und so lieb. Du hast immer noch solche Angst davor, wie klein du bist und wie kostbar."

14. September

„Unser Zwiegespräch ... Natürlich kenne ich deine Gedanken schon, bevor du sie mir sagst. Aber ich habe es trotzdem gern, wenn du sie mir persönlich erzählst. Wenn du dann auf meine Antwort wartest, würde ich mich freuen, wenn du weitersprechen würdest und — was noch wichtiger ist — weiter horchen.

Wenn ich immer auf die Weise antworten würde, die dein Kopf sich wünscht, würden unsere Herzen sich nie berühren. Unsere Beziehung ist keine Verstandesübung, sondern besteht aus zwei Herzen, die es wagen, einander auf tiefste Weise zu begegnen. Deshalb erwarten meine Antworten dich immer hier an dem wahren Ort, der natürlich auch oft der einfachste ist.

Wenn du indessen erst einmal an dem Ort bist, wo meine Antworten immer gegenwärtig sind, gibt es wenig zu erbitten, denn es besteht so wenig Bedürfnis nach irgend etwas anderem. Was ist noch wichtig neben der sanften Liebe der Stille?

Die meisten Menschen brauchen ihr ganzes Leben, um hierher zu gelangen, wo doch in Wirklichkeit das wahre Leben erst hier beginnt. In der liebenden Ruhe erst nehmen Worte wahre Bedeutung an. Jeder Augenblick lädt dich ein, deinen Nächsten zu lieben, deine Feinde zu lieben, im Augenblick liegt jeder Gedanke an Nähe oder Getrenntheit. In dieser Ruhe kannst du beginnen, zu entdecken, wie nahe ich wirklich bin, wenn du die Liebe liebst. Und Demut wird zur Antwort auf alle Schmerzen der Liebe, wenn sie dich durch das zärtliche Reich der Stille führt."

15. September

„Deine menschlichen Kanten treten weiterhin so scharf hervor, weil du Angst davor hast, in die Stille zu fallen und in meinen Tiefen zu ertrinken. So lebst du an der Oberfläche meiner Liebe und mußt dich ständig wieder dem Lärm der Welt und meiner Einsamkeit, deinen Ängsten und meiner Freude anpassen. Es gibt keinen irdischen Ort, der dir helfen kann. Es gibt nur deine Einwilligung, in meiner unermeßlichen Liebe hilflos zu werden und mich all deine einsame Unabhängigkeit in meinen Armen tragen zu lassen.

Sei bereit zu fallen wie die herbstlichen Blätter. Beginne, indem du meine Einladung spürst, dich zu umgeben und zu empfangen. Meine Liebe steht fest und sicher da, bereit, dich aufzufangen. Meditiere darüber, wie bereit die Stille für dich ist."

16. September

„Wie viele Tage, wie viele Gefühle müssen noch abgeschält werden, bis ich deine Seele wieder ganz für mich habe?

Faste für die Süße und die Leiden des Lebens. Schenke mir die kleinen Freuden und Qualen. Und wenn du sie mir nicht übergeben kannst, so laß mich wenigstens an all deinem Entzücken und all deinen Enttäuschungen teilhaben, so daß deine und meine Nähe sich miteinander verweben und mein Sehnen und deine Hoffnungen sich nicht mehr auseinanderhalten lassen."

161

„Wie sollst du so viel Wunderbares ernten können, wenn du nur an dich denkst? Bete um die überwältigende Einfachheit, so daß deine Augen für all die Liebe geöffnet werden. Bete um die überwältigende Einfachheit, so daß nichts anderes auf deinem Herzen liegt als die Süße meines Atems.

Du kannst die Ernte, die ich dir schenken möchte, unmöglich wert sein. Bete darum, die Tiefen meines Erbarmens zu verstehen. Bete darum, die meilenweiten Flächen von Sehnsucht zu empfangen, die ich nur für dich gesät habe.

Unsere Fülle kann nicht einmal ansatzweise in dein kleines Leben passen. Erhebe dich immer und immer wieder über deine Grenzen hinaus in unsere große Liebe, um zu verstehen. Wage es, dich von Kopf bis Fuß, mitsamt jeder Freude und jedem Versagen, von mir ernten zu lassen.

Möge die scharfe Klinge meiner Liebe über deine Seele gehen und dich von allen weltlichen Bindungen befreien, so daß ich dich ganz und gar ergreifen kann.“

„Von der Welt befreit, gibt es nur einen Weg, wie du beurteilen kannst, welcher Weg nach oben und welcher nach unten führt, welcher Weg der Wahrheit näher und welcher weiter von ihr entfernt ist. Da Konflikte mitunter mehr neue Kraft bringen können als zeitweiliger Frieden, Versagen mitunter mehr Leere für noch mehr Liebe schaffen kann als Erfolg, ist der einzige Steuerkurs, dem du vertrauen kannst, der, der zu meinem Herzen führt. Dein Glaube und dein Verlangen müssen ein und dasselbe werden. Das letzte Ziel unserer Liebe muß im Hintergrund und im Vordergrund deines Denkens stehen. Sprich oft mit mir, so daß du davon ausgehst, daß alles zum Besten ist, und du in allem nichts als mein Bestes erwartest. Mache die Zielscheibe meines Herzens so groß, daß dein Leben unmöglich vorbeischießen kann. Ziele auf mein kühles Zentrum, wo der Frieden dich umgibt wie ein urtümlicher grüner Wald voll wilder Blumen, der nur darauf wartet, daß du kommst und dich in ihm niedersetzt.

Mit geschlossenen Augen siehst du mehr. Mit verschlossenen Ohren hörst du alles, was es gibt. Deshalb schaue und lausche mit

offenen Augen und Ohren nach nichts Geringerem als dem
Geheimnis der Liebe, das die Wildnis durchsichtig macht, wenn
wir zusammen den Garten in seiner ursprünglichen Unschuld
wieder herstellen."

19. September

Retreat in Virginia

„Ich schieße ständig Pfeile der Liebe auf dich ab. Wie viele davon
empfängst du? Und was geschieht mit den Spitzen, die dich kurz
berühren? Behältst du sie mitten in deinem Herzen?

Wenn du nur wüßtest, wie viele Pfeile ich jeden Tag abschicke,
wie viele liebevolle Blicke ich auf dich richte. Und trotz deiner
Schilde der Angst und des Zweifels, trotz des täglichen Zeitplanes, mit dem du dich fest abschirmst, kommt meine Liebe durch.
Du hast wirklich keine Wahl, als meine schnellfüßige Liebe
persönlich zu nehmen. Sie kommt immer und immer wieder so
direkt auf dich zu — wie kannst du nur meinen, sie gälte irgend
jemand anderem als dir?

Versuche dir vorzustellen, wie ich mich fühle, wenn du dich ausstreckst und meinen Pfeil direkt auffängst, und wie ich mich fühle,
wenn du einen nicht siehst und ihn hilflos zu Boden fallen läßt.

Deine kleinen Enttäuschungen kommen auch von meinen
Pfeilen. Es sind diejenigen, die treffen wollten und die du nicht
voll angenommen hast."

20. September

Zweiter Tag

„Ich höre deine Bitten, und ich höre die Worte, die dahinter
warten. Ich höre dich in deiner eigenen ängstlichen Stille don-
nern. Und ich höre dich in meine Seele atmen. Ich höre dich, bis
deine Worte frei werden, einfach nur mehr Worte meiner Liebe
zu dir sind ...

Bete um die Gabe, mich so sehr zu lieben, wie du es dir wirklich
wünschst ... Ich sammle die Steine in deinem Herzen für ein
Kissen, auf das ich meinen Kopf zur Ruhe bette."

21. September

„Nimm dein kleines Ich so sehr an, daß du in deinem Leben

163

keinen Platz dafür hast. Akzeptiere deine egoistischen Wünsche
und das Gefühl, dich schützen und achten zu müssen, so daß du
kaum das Bedürfnis hast, ihnen irgendwelchen Raum oder Zeit
einzuräumen. Natürlich bin ich es, ist es unsere Liebe, die alles
tut, während ich langsam immer mehr von deinem kleinen Ich in
unser großes Abenteuer mit einschließe.

Bis du im Augenblick von der erschreckend schönen Einfachheit der Liebe erfüllt sein wirst, werde ich unbesorgt und ohne
jedes Urteil zuschauen, wie du dich all deiner Ichbezogenheit
hingibst. Ich weiß, daß du allmählich für unsere Liebe alles gibst,
dich selbst eingeschlossen. Wenn du nur wüßtest, wie sehr jedes
kleine Bemühen darum, wie erfolgreich oder nicht, mich demütig
macht."

22. September

„Hab keine Angst, schön zu sein. Hab keine Angst, heilig zu sein.
Das ist etwas, was du innen trägst, das niemand sehen kann, es sei
denn, er ist bereit, sich dir anzuschließen.

Danke mir für all die kleinen Gnaden, indem du in deinem
Inneren schön leer bist, so daß meine Heiligkeit dich bekleiden
kann. Jeder Augenblick der Nacktheit bewegt mich dazu, dir
mehr Liebe zu enthüllen. Ich kann nicht anders, als deine Nacktheit mit immer mehr Bildern der Schönheit zu bedecken."

23. September

„Ist es nicht verblüffend, wie einfach das Paradies ist: drei Vögel,
die vor deinem Fenster spielen, ein paar Blumen, die aufrecht in
der Stille stehen. Du fragst dich, wie die Welt sie nicht sehen
kann. Der ständige Kampf um mehr ist einfach die Unfähigkeit,
zu spüren, was ist.

Laß mich dich jedesmal, wenn du zu spüren beginnst, was ich
bin, bei der Hand nehmen und dich tiefer in die Gegenwart
führen, ein wenig mehr vertrauend, ein wenig mehr glaubend,
daß die Liebe dich dorthin bringt, wo du am liebsten sein möchtest. Die Stille hat in ihrem Mantel verborgen so viele Königrei-
che. Jedes davon kannst du erst betreten, wenn du größte Ach-
tung und Demut bewiesen hast. Allmählich kannst du die Engel
und die Naturgeister und die Seelen der Menschen um dich

164

herum sehen. All die Farben und Lichter, die die fernen Sterne repräsentieren, halten die Stille zusammen. Der ganze Kosmos ist im Augenblick zusammengehalten und repräsentiert. Im Inneren der vielen Reiche der Stille wird jede Verletzung gesehen und versorgt. Die Armut, Krankheit und Einsamkeit einer jeden Seele wird hier gemessen und geheilt. Alle Beziehungen werden in der Stille gepflegt. Die Stille empfängt und begrüßt jedes Bedürfnis und bittet jeden wütenden oder hart gewordenen Gedanken nur, vor dem Eintreten zart zu werden."

24. September

Rosh Hashana, der jüdische Neujahrstag des Jahres 5748

„Oh, welche Freude, als Jude aufzuwachsen! Die Freude, als Christ, als Hindu oder Jain aufzuwachsen! Welche Freude, in der wahren Religion aufzuwachsen! Und welches ist die wahre Religion? Die, die dich dazu führt, zu sehen, wie heilig das Leben ist. Was ist die wahre Religion? Die, die dich auf den tiefsten Weg der Liebe führt. In jedem Heiligen Buch sind die Mysterien der Liebe enthüllt und bedürfen nur deines einfachen Verlangens.

Wenn ich jeden Teil von dir gleichermaßen liebe, meinst du, ich könnte irgendeinen Menschen oder eine Gruppe weniger oder mehr lieben als alle anderen? Gib dir besondere Mühe, all jene zu lieben, die verachtet werden, alle Unerwünschten zu erwünschen, allen zuzulächeln, die sich abwenden. Mache einen neuen Anfang, indem du deine eigenen Wurzeln akzeptierst und alle willkommen heißt, die kommen, um an deinem Lebensbaum auszuruhen."

25. September

„Beziehungen gehen jedesmal schief, wenn sie dich in diese Ecke zurückbringen, wo nur das ‚Ich' wichtig ist. Vertraust du nicht darauf, daß die Liebe dich umso mehr tragen wird, je mehr du einem anderen gibst? Nehmt einander immer mehr in die stille Zärtlichkeit, wo ihr im anderen mich berührt. Jedes Hindernis ist gar nichts anderes als eure Angst, mehr geliebt zu werden. Nehmt einander mit in die unbekannten Tiefen, wo eure Ängste die Grenzen säumen. Und laßt die Hand des anderen dort ruhen, wo ihr verletzlich seid, und wißt, daß seine Hand die meine ist.

165

Meinst du, diejenigen, die dir am nächsten sind, könnten etwas anderes sein als meine besten Freunde, meine besten Diener, die mir helfen, dich zu lieben?"

26. September

Retreat in Salt Lake City
Ich fühle mich unvorbereitet und weiß nicht, wie ich anfangen soll ...

„Sei der einfache kleine Stein, den niemand bemerkt und nach dem ich doch so sehr verlange. Sei der gewöhnliche Stein, der niemandem etwas bedeutet, für den ich jedoch ganz und gar gegenwärtig bin, um ihn zu halten und liebevoll zu versorgen. Sei der einfache harte Stein und fühle, wie weich ich für dich sein kann.

Sei einfach, so daß die Liebe dich halten und ganz sachte glattreiben kann. Die Seele, die dafür offen ist, ausrangiert, einfach über die Straße geworfen zu werden, kann ich aufheben, und mit ihr kann ich große Dinge tun."

27. September

Zweiter Tag
„Die wirkliche Ernte ist nicht die reiche Fülle aus deinem kleinen Leben, sondern die Herrlichkeit, die gerade auf dich bei mir wartet. Das wirkliche Wagnis ist nicht, bloß das kleine Beet deines Lebens zu pflügen und es mir darzubringen, sondern alles zu spüren, was ich ernte, um es deinen offenen Armen und deinem leeren Herzen zu überbringen.

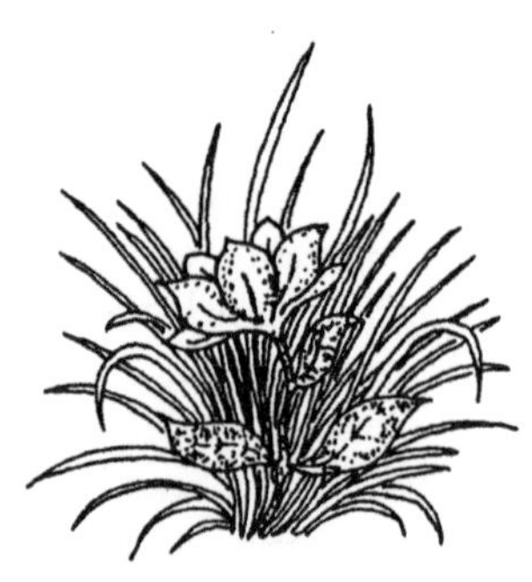

166

Sei wie eine der großen leeren Tonnen, die still auf dem Feld stehen und darauf warten, daß alle meine Körner in sie geschüttet werden. Ich habe Pläne dafür, aus deinem einfachen Herzen meine Liebe an so viele zu verteilen.

Es ist sehr, sehr mutig von dir, dich so klein, wie du bist, vor mir zu präsentieren, bereit, so viel von dem zu empfangen, was ich bin und was die Liebe ist."

28. September

Delicate Arch, Arches Nationalpark, Utah
Mit dem Blick auf riesige Klippen und endlose Wüste ...

„Das Ergebnis der Ewigkeit ist die herzöffnende Verletzlichkeit, die du spürst. So, wie die Wüste und die Hügel sich über die Jahrhunderte hinweg zu immer größerer Schönheit vermählen, so entwickelt sich jeder menschliche Körper und jede Menschenseele zu immer größerer Einzigartigkeit. Die Kräfte von Wind und Wasser, von Geist und Leben haben Millionen von Jahren gebraucht, um das herauszubilden, was du in diesem Augenblick bist. Ohne dein Wissen ist die Stille über dich gewachsen und hat dich vor deiner ständigen Verletzlichkeit gegenüber den Elementen um dich her beschützt.

Die Steine und die Sterne sind lebendig, atmen die Essenz des anderen. Sie haben sich vor langer Zeit bereit erklärt, dir in der Stille ein Heim zu schaffen, so ein riesengroßes Heim, und doch wurde für jede kleine Einzelheit gesorgt.

Als ein kleiner Fleck vor dem Altar des Unendlichen bezeuge, wie gegenwärtig ich bin, wie nahe wir uns sind. Ich werde dich nie verlieren, ganz gleich, wie groß deine Entdeckung von deiner Kleinheit ist, wenn du neben mir sitzt."

Später kommt, wie um ihre Worte zu bestätigen, eine Hirschkuh mit ihren beiden Kitzen direkt auf uns zugegangen.

29. November

„Dies ist mein immerwährendes Ziel für unsere wachsende Liebe. Du riskierst, in deiner eigenen Bedeutungslosigkeit zu verschwinden, und ich schieße mit unserer vertraulichsten Fürsorglichkeit herein. Du riskierst, deine Unwichtigkeit zu sehen,

167

und ich erhebe dich zum Altar deines herrlichen Wesens.

Nicht größer als irgendein Stein, als ein Salbeibusch oder ein alter Kaktus, bist du doch der, dem die Engel singen möchten. Die Liebe bricht durch alle Hindernisse und wartet in hartnäckiger Geduld, nur um dich kurz zu berühren.

Die endlose See der nächtlichen Sterne ist von der warmen orangefarbenen Decke des Sonnenaufgangs umhüllt. Der Ozean der Wüste läßt dich auf die Knie fallen, nur damit du von einer einfachen Blume, einer kurzen kühlen Brise begrüßt wirst. Mögen wir nie aufhören, einander zu finden."

30. September

„Ich bitte dich, nicht an der Oberfläche der darunterliegenden Kräfte in deinem Leben zu leben. Lebe in den Strömen. Jedesmal, wenn du hineinspringst, ohne zu wissen, ob sie dich davonschwemmen werden, entdeckst du, wie sehr ich mit dir hier bin.

Nimm meine Hand und springe ins Unbekannte. Gib dich hin und laß mich dich mit auf den Grund nehmen. Ganz auf dem Grunde gibt es keine Angst mehr. Deine Träume sind befreit. Je mehr du dir bewußt bist, wie sehr wir zusammen sind, desto mehr siehst du alles Unbewußte. Deine Gedanken und Gefühle haben in ihrem innersten Kern Liebe, sie nehmen dich an und bringen dich meinem Herzen von Augenblick zu Augenblick näher."

1. Oktober

„Der Körper der Liebe ist nicht nur Frieden und Freude, nicht nur die Teile von mir, die du magst. Der Körper der Liebe umfaßt auch die Frustration, den Schmerz, die Unsicherheit. Die Liebe umfaßt alles von mir. Wie kann unsere Liebe real sein, wenn sie nicht unsere Nacktheit mit einschließt?

Du hast den freien Willen, alles von der Liebe anzunehmen oder weiterhin Teile von mir anzunehmen oder abzulehnen, bis du schließlich zu allem, was sich dir zeigt, ja sagst.

Der Kompromiß hört auf. Deine Hingabe erlöst dich in mein Herz, und durch unsere Vertrautheit wird die Welt um dich her verwandelt. Liebe ist der Frieden und die Freude, die in allen Dingen zu finden sind."

„Schließe alle Einzelheiten deines Tages in unsere Meditation ein. Laß mich jede Einzelheit halten, auch wenn es nur kurz ist. Und fühle, wenn ich sie dir zurückgebe, wieviel leichter und freier du bist. Vielleicht sind die Einzelheiten nur dazu da, daß wir mehr zum Teilen haben. Vielleicht sind sie dazu da, daß du siehst, wieviel ich für dich zu tragen bereit bin. Laß mich dir bei deinen schwierigsten Gefühlen helfen, da, wo du nicht mehr geben willst. Laß einzig und allein mich dein Versorger sein.

Dann laß mich die Tiefen deines Seins erfüllen, wo die Einzelheiten des Tages Raum einnehmen, der für unsere Liebe reserviert ist. Fühle mein Licht dich so nahe am Boden halten, daß du in mir aufgehst und zwischen uns kein Raum für irgend etwas anderes bleibt."

Yom Kippur, Bußtag

„Wie schön, einen Tag zu haben, der nur der Vergebung gewidmet ist! Und vergiß, während du den alten Bußtag feierst, nicht, die unsichtbaren Kräfte in deiner Mitte ebenso um Verzeihung zu bitten wie die sichtbaren. Vergib denen, die dir nicht wohlwollen. Dehne die Entschuldigungen auf jene aus, die Ungutes mitgenommen haben, nachdem sie dich verließen. Bitte all jene um Vergebung, die du verletzt hast, ohne daß es dir auch nur bewußt wurde.

Suche Versöhnung mit den Reichen des Lichts in jedem Menschen, den Reichen, die ständig gebend und dienend um dich sind und doch meist unerkannt bleiben. Suche Versöhnung mit den kleinen Flügeln, die in der Luft über allem Zarten schweben. Bitte die Galaxien von Sternen um Vergebung, die eurer Welt und euren Seelen mehr geben, als die Wissenschaft noch entdecken wird. Die unsichtbare Welt in all ihrer Unermeßlichkeit gibt die spezifischen Lichtwellen, die die verschiedenen Stoffe und Düfte hervorbringen, an die wir so gewöhnt sind.

Denk daran, daß Buße heißt, zu üben, nicht mit den Umständen deines Lebens zu streiten, als ob manche ein Geschenk seien und andere nicht.

Buße heißt, daran zu denken, daß die Welt, die du normalerweise siehst, die ist, die aus der Stille ausgeschieden wurde, damit du helfen kannst, sie zu lieben und zu heilen. Du stehst für alle die Reiche der Stille, die deine Bemühungen in der großen Vergebung unterstützen.

Buße heißt, sich zu erinnern, daß die Liebe weiß, wie es ist, wenn man sich so weit von mir weg fühlt, wie verletzlich du ohne die Liebe überall um dich her bist. Oh, aber du bist von so viel mehr umgeben, gehalten und beschützt, als du dir jemals vorstellen könntest!"

4. Oktober

Mich darüber wundernd, daß unsere kleine Gemeinschaft weiterhin jeden Sonntag schweigend am Hügel sitzt ...

„Sitze, bis die Felsen dein Körper werden, dein Herz beständig für mich. Sitze, bis dein Leben die Erde ist und du selbst nichts bist und doch alles gibst. Sitze mit all deinen unnatürlichen ständigen Sorgen, deinen unnötigen Kümmernissen. Sitze bis zum Augenblick der Vereinigung, wo du wiederentdeckst, wie beständig und bereitwillig die Liebe ist, dir zu begegnen.

Ist es nicht schön, Freunde zu haben, einen Platz, wo du hingehörst, wo du mit dem Menschsein ringen kannst, bis du wieder zu mir kommst und wir über das, wo wir vorher waren, hinausgehen?

Ich liebe es, wie voll von dir selbst du den Weg zum Hügel hinaufgehst und wie voll von mir du bist, wenn du wieder hinuntergehst."

5. Oktober

„In der Nacht, während du wachliegst und dich nach deiner wahren Heimat und deinem wirklichen Ziel fragst, umhülle ich dich mit einer Decke von Blumen, um dich zu erinnern, daß deine Heimat und dein Ziel bei mir liegen. Laß uns zusammen wach bleiben und lauschen.

Die Sterne laden Seelen ein, sich in Träumen zu begegnen."

6. Oktober

Ich habe eine Vision, daß, wenn die Welt sich wirklich verändert, wir es an der Überfülle von Blumen überall bemerken werden.

170

„Es sind deine Sorgen darum, verstanden zu werden, erfolgreich zu sein, die unsere Liebe begrenzen, die mit meinen Wünschen in Wettstreit treten. Besser hältst du dein Augenmerk auf das Geheimnis unseres Verstehens gerichtet und läßt unsere Liebe deinen einen und einzigen großen Erfolg sein.

Sind deine Bedürfnisse nach Zustimmung nicht einfach mangelndes Vertrauen in unser Schicksal? Ist dein täglicher Zwang, etwas zu vollbringen, nicht einfach Widerstand gegen unser tiefes Sein und dagegen, wie wichtig ich für dich bin?

Die große Hingabe unter meinem Schleier, wo ich dein ein und alles bin, wird zu dem Garten führen, der keine Grenzen hat. Strebe mit unaufhörlichem Bemühen danach, bei mir zu sein. Meine Blumen verbreiten sich schon über die Horizonte hinaus. Laß unser inneres Leben so wahr sein, daß die Welt um dich her ganz neidisch wird und begierig, sich uns anzuschließen."

7. Oktober

„Dieser Augenblick ist immer meine Gelegenheit, dein Leben in die genaue Gestalt deiner Seele zu gießen. Jedesmal, wenn du mir etwas von dem unbekannten Gebiet deines Lebens gibst, schenkst du mir Ton, den ich nach meinem Verlangen gestalten kann. Wenn du mir deine Zukunft, deine sich verändernden Beziehungen, die leeren Räume in dir und außerhalb von dir, die dich beschäftigt oder verborgen halten, übergibst, so ist das alles Material für mich. Wenn du mir die Teile deines Tages schenkst, die du fest und sicher mit einem Etikett versehen hast, dann kann ich das Etikett abnehmen und sie um deine tiefinnerste Reinheit herum gestalten und formen. Mit deinen kleinen Gaben der Einzelheiten, die du unter Kontrolle hast, kann ich so viel machen.

Dinge, denen du keine Bedeutung gibst, sind offen für meine Bedeutung. Wenn du deine Vorstellungen nicht über diesen Augenblick hinaus projizierst, enthält die Gegenwart alles — nichts bleibt dir vorenthalten. Wo du nicht vorausgerannt bist

171

und versucht hast, die Dinge so zu arrangieren, daß deine Befürchtungen beschwichtigt werden, da kann ich vor dir und überall um dich herum sein und dein Leben wunderschön gestalten.

Wenn meine Hände der einzige Künstler sind, gibt es so viel unbekanntes Gebiet, mit dem ich schaffen kann. Du könntest für immer in meinen Händen sein. Auf diese Weise kommt die große Stille näher und hüllt dich in die Schleier ihres Geheimnisses. Deine Sorgen sind meine Sorgen. Deine Gedanken sind die meinen. Die kleinen Augenblicke haben all die Sicherheit und Wärme, die du suchst. Du brauchst die unbekannten Stellen in deinem Leben nicht zuhalten und verdecken, um deine Nacktheit zu verbergen. Ich bekleide dich. Die Liebe füllt alle Räume, die du für die vollkommene Gegenwart der Liebe offenzuhalten wagst."

8. Oktober

„Diese Zeit der Ernte soll dich daran erinnern, wie arm du ohne mich bist. Denke an die Tiefen, die du hingegeben hast, damit ich sie erfülle. Wenn diese Tiefen nur von deiner vollkommenen Treue bewacht gewesen wären!

Leide unter deinem täglichen Mangel an Keuschheit, um ganz und gar mein zu sein. Stell dir vor, wie es sein wird, wenn du beständig bleibst, zugänglich nur für den Lohn der Liebe.

Schenke mir auf den Knien deinen vollkommenen Gehorsam, dein Versprechen an die Liebe, nichts Geringeres zu geben als alles, was wir füreinander sein können.

Armut, Keuschheit, Gehorsam — diese Gelübde haben nur eine Bedeutung, wenn du gleichzeitig versprichst, im Inneren meiner süßesten Augenblicke für dich zu leben."

9. Oktober

„Meine Heiligen gingen von ihrem gewohnten Wege ab, um nackt zu sein, nicht weil es ihnen Spaß machte, zu leiden, sondern weil sie wußten, daß sie, wenn sie auf der Schneide des Lebens lebten, immer nahe bei mir sein würden. Sie wollten keinen anderen Trost als mich. Sie lebten mit den Armen, mit den Kranken und Einsamen, weil sie durch diese erkannten, wie arm, krank und einsam sie mit einem Leben von irgend etwas Ge-

172

ringerem wären als meiner reinen Liebe.

Für meine Heiligen bin ich so gegenwärtig, so persönlich, daß die, die brauchen, einfach den ewigen Schrei meiner Liebe zum Ausdruck bringen. Meine Heiligen leben und lieben es, zu sehen, wie die Wunder meiner kleinen Blumen immer gerade dort wachsen, wo sie am meisten ersehnt und geschätzt werden."

10. Oktober

Retreat in Boston

„Mein Frieden ist die einzige Einladung. Mein Frieden ... Welchen Teil von dir möchtest du von mir ausschließen? Wem würdest du irgend etwas Geringeres wünschen? Mein Frieden ist alles, was ich zu geben habe. Mein Frieden ...

Heiligkeit ist dein natürliches Erbe. Es ist das natürliche Ergebnis, wenn du mir erlaubst, deine Menschlichkeit so zu lieben, wie ich es möchte."

11. Oktober

Zweiter Tag

„Ich komme wegen deiner dickköpfigen Unabhängigkeit. Ich komme wegen all deiner törichten Getrenntheit. Ich komme immer und immer wieder wegen der Distanz, die du zwischen uns, zwischen dir und den anderen, zwischen unseren Herzen aufrecht erhältst. Höre nicht auf, um meine Liebe zu bitten, bis du endlich dein gebrochenes Herz akzeptierst und das Blut unserer Freude zusammenfließt, um sich nie mehr zu trennen.

Finde die Disziplin, die dir sagt, daß es ohne mich keine Disziplin gibt. Faste, damit du immer mehr Raum für mich bekommst. Und bete, denn da sind wir immer sicher, daß wir zusammen sein können."

12. Oktober

Nach dem Retreat, zu Hause ...

„Jetzt erkennst du mehr denn je, daß dies mein Leben ist, das ich dir schenke. Dies ist mein Leben, das sich durch dich entfaltet. Dies ist mein Leben mit all seiner Liebe, die für dich ist.

Was kannst du anderes tun als mich empfangen? Was kannst du anderes tun, als so vollständig mein Leben durch dich zu leben?

173

Wenn die Ränder deiner Grenzen verschlissen sind, bringe ich meine Geduld und mein Erbarmen herein. Wenn deine Mitte immer weicher wird, wird unsere Verbindung tiefer und weiter.

Um welche Einzelheiten mußt du dich kümmern, wenn ich alle die Einzelheiten deines Lebens bin? Was gibt es zu planen, als jeden Augenblick noch voller zu leben, so daß du nichts von unserer Liebe versäumst. Kannst du etwas Schöneres entdecken, als daß dein Leben meines ist? Es gibt nichts, wogegen du dich wehren müßtest. Es gibt nichts, womit du fertig werden müßtest. Jeder Kampf soll dich nur lehren, dich weiter in meine Arme zu kämpfen. Und meine Arme tragen dich, einschließlich dessen, was du hartnäckig weiter selber tragen willst."

13. Oktober

„Was ist das Nächste, als die Liebe weiter alle deine Grenzen umgeben zu lassen. Bleibe an deinem Punkt der Verletzlichkeit. Bleibe an deiner Stelle der größten Nacktheit und entdecke alles, was die Liebe für dich sein kann.

Widerstehe deinem egoistischen Bedürfnis, dich zu schützen, und spüre die Liebe schon bei dir. Widerstehe deinem egoistischen Bedürfnis, für dich selbst zu sorgen, und spüre die Liebe schon für alles sorgen. Laß den Rest deiner Ichbezogenheit in meine Gedanken aufgenommen werden, eins nach dem anderen. Laß den Rest deiner Ichbezogenheit meine Sorge sein, und nur meine.

Du hast so vieles gegeben, einschließlich deines täglichen Überlebens. Gibt es irgend etwas, das ich nicht tun würde, um meine Dankbarkeit zu zeigen? Meditiere, wenn du in all deiner kostbaren Kleinheit lebst, über die endlosen Möglichkeiten, wie ich dir mein Vergnügen darüber zum Ausdruck bringen möchte, dich so lebendig und bereit für mich zu finden."

14. Oktober

„Jeden Tag danke ich für deine kleinen Sorgen. Ich danke für die kleinen Unbehagen deines Körpers. Ich danke für deine menschlichen Sehnsüchte, die dir so groß vorkommen. Du versuchst, sie ganz allein zu befriedigen, hast Angst, zu zeigen, wie abhängig du von meiner Liebe bist.

174

Ich danke für den Sturm des Geistes in dir, der so sehr ganz und gar von mir abhängen möchte.

Ich danke für deine endlosen Schwächen, dein ständiges Versagen. Mögest du nie einen reinen Tag haben, bis du rein in mir bist. Möge der Sturm toben, bis du in meinem vollkommenen Frieden bist.

Ich danke für die schmelzende Freude in ihren endlosen Formen, die uns immer mehr zusammenführt.

Ich danke für die Beschimpfungen, die dir an den Kopf geworfen werden. Ich danke für die, die dich mißverstehen. Ich danke für die, die sich von dir fernhalten. Mögest du keine Befriedigung, keinen Trost finden, außer in mir. Möge das Wunder ganz und gar das unsere sein."

15. Oktober

„Laß diese Zeit des Überganges ein Übergang deines Bewußtseins vom Körper zur Seele, von deinem äußeren zu unserem inneren Leben sein. Wisse, daß dein Schicksal schon in den Sternen festgelegt ist. Deine scheinbaren Entscheidungen sind eigentlich nur eine Wahl, die schon getroffen wurde. Deine Seele wurde gehalten und beschützt, während die Wahrheit dich ständig wählt und nur darauf wartet, daß du sie annimmst.

In einer Zeit des Übergangs gibt es nur einen Weg. Sei voller Erwartung für die Gegenwart der Liebe. Erwarte die vollkommene Liebe, die kommt, um dich zu holen. Alle Übergänge geschehen nur in Vorbereitung auf diese Liebe, die wunderbare Liebe. Es gibt nichts anderes.

Verschwende keinen Gedanken an die äußeren Umstände deines Lebens. Sieh, wie die kleinen Blumen alle Befangenheit ablegen und in jeder Umgebung kühn ihre Farben zeigen. Meine kleinen Blumen dienen keinem anderen Zweck als dem, die Liebe zu preisen. Und für sie wird in allen Reichen der Stille zuerst gesorgt.

Sei im Inneren ein einfaches Nest, in dem sich die Vögel des Himmels niederlassen können."

16. Oktober

„Meine Arme offen ... deine Hände sich berührend ... begegnen

175

wir uns in einem meiner vielen Gesichter. Wir teilen uns die
Zärtlichkeit. Ich fühle, wie sich in dir so vieles bewegt. Bitte bleib
mit mir hier. Sei mein ewiger Zeuge. Ich werde deine Herrlichkeit und deine Braut sein. Sei meine einfache Liebe. Ich bin dein
alles, und wir sind für immer zusammen.

Dein Haus könnte heute voller Rosen sein und morgen bis auf
die Grundmauern zu Asche verbrennen. Dann würde die Liebe
sich aus der Asche erheben und dich wieder ganz mit Rosen
umgeben."

17. Oktober

„Empfange meine vertraulichen Worte, die Worte, die ich so oft
zurückhalten muß, weil niemand da ist, um zuzuhören; die
Worte, die so wenige annehmen wollen. Ich verstehe nicht,
warum es überraschend ist, daß eine Liebe, die wahr ist, sowohl
universell als auch persönlich ist. Mit deinem Hören haben
meine Laute ein Heim gefunden, wohin sie gehen können, ein
willkommenes Herz. Und da alle Herzen miteinander verbunden
sind, ist meine Liebe allen ein wenig näher. Die Bereitwilligkeit
einer Seele, sich ein paar Augenblicke Zeit für ein paar Worte
von Sehnsucht und großer Hoffnung zu nehmen ... das sind wir!

Wie, meinst du, würden die kleinen Blumen wachsen ohne all
mein Wispern der Dankbarkeit und Anerkennung?"

18. Oktober

„Das innere Leben ist der Garten, der uns gehört. Deshalb führen
religiöse Menschen von alters her ein sehr einfaches Leben. Sie
möchten die reinen Blumen fühlen, die in ihrem Herzen wachsen. Die Geschäftigkeit des Lebens ist eine Ablenkung neben der
Orchidee oder der Rose. Veränderungen der Szenerie, sich verän-
dernde Beziehungen, Erfolg in der Welt — alles ist nebensäch-
lich, wenn unser inneres Leben wirklich geschätzt wird. Mögen
die Samen deines reinen Sehnens und das zarteste Licht meiner
Liebe zu Trauben kleiner blauer Blüten wachsen. Mögen sie sich
um die fernsten Bereiche deiner Seele ranken.

Das innere Leben ist alles, was heilig ist. Es kann nicht genug
geehrt oder geschätzt werden. Möge dein ganzes Leben zur
Unterstützung dessen dienen, was wir im Augenblick miteinan-

der teilen. Hier ist es, wo die Ewigkeit an Bedeutung zunimmt und wo die Realität im Gewebe der Stille entdeckt wird, im Duft jedes Gefühls, in der gewaltigen Freude darüber, so viel Liebe zu finden, die für deine Nacktheit sorgt."

19. Oktober

„Unsere letzten paar Tage des Jahres zusammen, und was habe ich dir zu sagen versucht? Was ist es, das du wirklich willst? Welche Worte, welches Gefühl, welche Erfahrung würde den Unterschied machen?

Siehst du nicht, daß es genau diese Liebe ist, die ich dir die ganze Zeit versucht habe zu geben?

Du willst die wahren Reichtümer, deshalb biete ich sie dir in deiner Armut an. Du willst die wahre Ganzheit, deshalb biete ich sie dir inmitten deiner Schwächen an. Du willst die wahre Liebe, deshalb biete ich sie dir in all deiner Einsamkeit und Getrenntheit an. Siehst du nicht, daß ich dir meine wahrsten Gaben angeboten habe, die, die niemals weggenommen werden können?

Du fragst: ‚Was ist mit der Freude, der einfachen Freude?'

Und ich sage: ‚Genau, die einfachste Freude. Das ist es, was ich dir am meisten angeboten habe!'

Inzwischen ist für deine täglichen Bedürfnisse gesorgt worden. Wo dir noch etwas ermangelt, besteht meine Einladung, direkt von meinen Lippen, aus meinem Herzen zu empfangen. Nimm dieses ganze Jahr: Wenn es dich auch nur einmal dazu geführt hat, mein Herz zu sehen, das voller Liebe für dich ist, dann weißt du sicherlich, daß ein weiterer Blick darauf ganz in der Nähe, nie weit weg sein muß. Der Tag kommt, wo wir einfach in Sichtweite voneinander leben werden. Das wird die große Freude sein, auf die du immer gehofft hast. Das Leben wird einfach immer mehr von unserer süßen Liebe enthüllen. Die Suche wird vorüber, wird dem ewigen Finden gewichen sein."

20. Oktober

Während einer größeren Panik in den Finanzmärkten der Welt

„Der Zweck aller Ereignisse des Lebens ist der, euch zur einfachen Tür der Liebe zurückzuführen. Die Ereignisse, die größer oder wichtiger scheinen, sind es nur im Verhältnis zu eurer

177

Angst. Dasselbe Ereignis ist für eine andere Lebensweise im einfachen Heim der Liebe, das immer voll ist, kleiner und weniger wichtig.

Die Erde ist sehr klein. Die Notwendigkeit für Demut und Zusammenarbeit nimmt zu. In der Zukunft wird die Erde immer kleiner werden, so daß ihre Schönheit Versöhnung mit jedem Nachbarn, der nun nicht mehr weit weg ist, verlangt.

Übe, die kleinen Blumen in deinem Leben zu schätzen, damit der weltweite Garten sich seiner selbst bewußt wird. Übe, meine kleinste Liebe zu schätzen, und lege so die Samen für die große Liebe, die kommen wird.

Schenke der Angst keine Stimme und kein Ohr. Lebe vollständig in der vollkommenen Sicherheit der Liebe und wisse, daß der Erfüllung der Liebe jede kleine Seele, jede kleine Einzelheit wichtig ist."

21. Oktober

„Um die Liebe zu kennen, mußt du die Schatten im Leben mit einschließen. Jenseits deiner Angst, im Unbekannten liegt der Ort, wo der Phönix aufersteht. Was du das Unbewußtsein nennst, ist der Schatz unter dem Schatten. Heiligkeit ist in allem Abgelehnten, das angelächelt, in allem Abgewandten, das umfangen wird.

Je mehr du die Dunkelheit in dein Herz mit einschließt, desto mehr bin ich gezwungen, Licht auf dich herabregnen zu lassen. Je mehr du alles scheinbar Unangenehme begrüßt, desto mehr muß das Gute einsetzen. Und da du alles von mir haben willst, kann ich dich nicht vor irgend etwas davonlaufen lassen. Du könntest ja vor deinem kostbarsten Geschenk davonlaufen. Deshalb bitte ich dich immer und immer wieder, den Schatten zu lieben, so daß die wahre Herrschaft der Liebe aus deinen Tiefen aufsteigen kann.

Die reine Liebe gießt über Gebete und alle Akte der Selbstaufopferung Zärtlichkeit und Verletzlichkeit, Schönheit und Einfachheit aus. Die reine Liebe beginnt an deinen Grenzen und bringt dich an den Horizont, um meine Unendlichkeit zu schauen."

178

„Du kannst nichts tun, um mich zu beeindrucken. Du kannst nichts tun, um mich zu enttäuschen. Laß dich einfach vom Leben in allen seinen Jahreszeiten ziehen und schieben. Schwebe in deinen sanften Herbstfarben sanft zu Boden. Dann laß uns wieder aufsteigen und uns erneut in die Höhen schwingen.

Die Liebe hat unsere eigenen Gipfel und Täler, Schätze und Gold, die der Welt unverständlich sind. Was für eine größere Gabe gibt es, als einander zu vertrauen und die Liebe sich entfalten zu lassen?

Ohne mich gibt es keinen Weg, all deine Ichbezogenheit aufzugeben. Ohne meine Unterstützung gibt es keinen Weg, dich von all deinem Eigendünkel zu befreien. Deshalb kannst du aus deiner Abhängigkeit genausogut ein Paar Flügel machen, mein Geschenk an dich, mit dem wir alle Höhen erkunden."

„Liebe ist das letzte Ziel. Der einzige Weg dorthin ist, in allem, was du tust, ständig die Liebe den Anfang machen zu lassen. Wenn die anfängliche Idee, der ursprüngliche Akt nicht von Liebe motiviert ist, dann ist er nicht wahr. Und wenn die Motivation Liebe ist, dann wird — ganz gleich, was geschieht — Liebe das Ergebnis sein.

Ich weiß, du meinst: ‚Meine Motivation ist niemals rein genug, um nur Liebe zu sein, sondern enthält auch meine Ängste und meinen Egoismus.‘ Deshalb sage ich ja: ‚Schließe mich in alles, was du tust, ein, dann weißt du, daß die Liebe mit dir ist.‘"

„Wir enden so, wie wir begonnen haben: mit dir allein, einfach an meiner Tür. So kommst du in die Welt und verläßt sie, bevor du in alles hineingehst, was ich dir ganz bestimmt geben werde.

Inzwischen sind meine Worte nicht mehr auf einige wenige an jedem Tag begrenzt, sondern sind immer mit dir. Mein Herz wird nicht von mir besessen, sondern ist für immer dein, um es zu verschenken.

Du hast den Kopf gebeugt, und ich erhebe dich zu allem, was ist.

Dein Körper ist mein weiches Bett. Dein Leben ist meine ständige Gelegenheit, meine Sehnsüchte einzupflanzen.

Unsere Liebe hat ihr ständiges Heim in meinen kleinen Blumen gefunden."

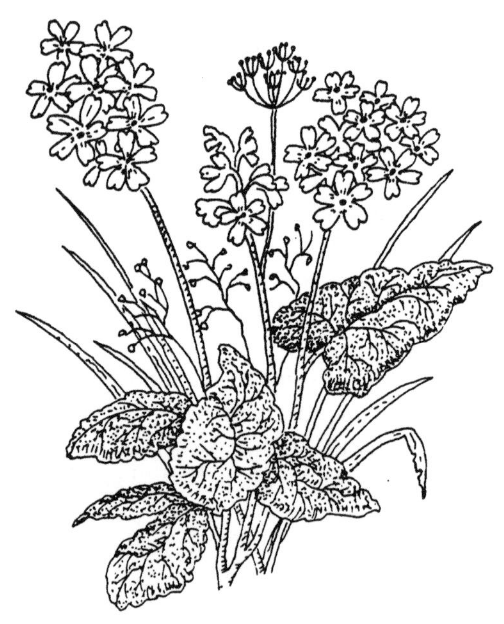

Dr. Bruce Davis ist Autor der Bücher **Der einfache Friede des Franz von Assisi, Leben aus der Stille, Liebe heilt, Das magische Kind in Dir.** Seit vielen Jahren bietet er spirituelle Einkehrtage in Assisi, Italien, der Heimat des Hl. Franziskus und der Hl. Klara an, ebenso wie in vielen anderen Teilen Europas. Er ist (ausgebildeter) Psychologe und Professor für Religion an der J.F. Kennedy Universität in San Francisco, Kalifornien, wo er west-östliche Spiritualität lehrt. Seine Tätigkeit besteht darin, den Menschen zu helfen, einen aufrichtigen und wahren spirituellen Weg zu finden.

Kontaktadresse: Bruce Davis, Ph.D.
417 Laurel Ave.
San Anselmo, California 94960 USA

oder Gabriele Kottmann
Hochwinkel 49
D-51069 Köln